# 把身体调养成你想要的样子

锦绣段文化 著

- 49道全食物健康食谱
- 针对身体系统6大问题
- 帮你调回健康好状态

U0262287

人民东方出版传媒
东方出版社

# 序一
## 重识身体，远离颠倒

读者朋友们好，我是吴羿姗，出身中医世家，医脉传承近230年。因为喜爱植物和科学，我考取了中西医结合执业医师和国际植物精油理疗师，并幸运地在北京中医药大学研究生院全科医学系完成了我的硕士学习，更有幸担任北京复兴路门诊部和西安道生中医医院联合创始人，并一直在努力给科学环境下的新中医赋予不同的生命力。我经常通过互联网远程帮病人看诊，治疗尤其擅长八卦挑针、腕踝针、头针以及中药汤剂，结合植物精油自然医学外治法，治疗常见内科胃肠疾病、痛症、皮肤科以及调理人体亚健康状态。我也曾多次受邀参加深圳卫视的《辣妈学院》的录制，并担任节目组中医顾问，获得《辣妈学院》节目组2018年最佳奉献医师奖。

一直以来，西医的目标是在逆势治病，而中医是在顺势治人。中医师最主要的目标是把生命调整到最好的状态，让病痛自然减轻直到消失。看中医的朋友会发现一个有趣的现象，中医师往往都比较谦卑内敛，为什么呢？其实，在中医的哲学体系里，真正治疗疾病的是人体自身强大的自愈力，但要让自愈力发挥作用，就要了解自己的身体，才能掌握打开健康之门的"钥匙"，促进整个自愈系统的健康发展。中医师往往是"钥匙"线索的提供者，协助探寻"钥匙"的全面信息，但真想打开健康之门，还需要患者的多方努力与配合。

科技日新月异的改革和发展，让城市愈发绚丽繁华，不用出门就解决吃穿用度，甚至不用出门上班，只需要宅在家里，有个可以联网的手机或平板电脑就万事大吉。如此便捷的生活，是我们以前所不能预见的。

相比之下，我却开始怀念儿时在外婆家过的农村田园生活。穿过夏日的田间，拨开大叶子，兴冲冲地发现躲猫猫了很久的小西瓜，总忍不住偷偷摘回家；阵阵凉风中的秋日，街道两边的草席上铺满了懒洋洋享受着阳光的苹果干，吃起来有些酸，但也有点清香，这些可是我冬天热炕上的必备零食；还有，陪伴外公锄地翻地时，在好大一片地里探寻一个个小花生的身影，失望一会儿就会给你一个小惊喜，累了的时候直接拨开就生吃，口唇齿间回绕着涩涩但又厚实的味道，让焦躁的心瞬间有所依靠……

每每回味这无忧无虑的时光，仿佛小西瓜、苹果干、小花生都成了儿时的玩伴。其实，我现在才领悟到，它们都是生命三宝，是精气神俱足的灵物。将天地的精华赐予小朋友，并且在默默阐释生命的本源。通过他们的陪伴，我也享受着自然的博物课，隐隐约约地感受着"生命之道"。

虽然我从小在爷爷的医馆和医院长大，但直到15岁我才开始思考生命之道到底是什么。经过十多年的系统学习和临床跟师，我似乎也开始有了点对生命之道的理解。生命在于一呼一吸之间，天气与人体就互通了能量；一运一化，地气五味就供养了身体；"清阳出上窍"，这个清阳之气化生了饮食精微之气，通过呼吸，轻清的精微上升并布散头面和七窍，如此一来，就奠定视触嗅听的功能基础。吐纳静动之间，天、地、人之间的爱与光就流动起来，固护周身、滋养光体，调内和外、与光同尘。

到了三十而立的年纪，古人说应该掌握安身立命的智慧。安身立命，这词很值得推敲……

如何安身？在中医看来，健康的人是"阴平阳秘，精神乃安"，"身安而不惧，形劳而不倦"，这些健康衡量标准似乎有些抽象。对应到我们的生活，健康的衡量标准就简单很多。回忆您的每一天，胃口怎么样？睡眠怎么样？二便怎么样？临床上，但凡出现一个问题，您已经开始偏离健康的轨道了。如果出现多个问题，就应该引起足够的重视。

当下很多朋友把健康问题全权交给医生，认为吃了药就可以痊愈。作为一名中西医结合医生，我很遗憾地告诉您，医生真的没有您想得那么强大，但还是非常感谢您的信任。健康问题并不是单方面的因素，身体、心理和良好的社会适应等方面都有可能影响健康。我很喜欢中医的逻辑，中医经典《黄帝内经》开篇就讲了"治病必求于本"，疾病的根源在于"阴阳反作，病之逆从也"。所以，我很重视这个原则，并向每位病人去讲解和分析他生活中遇到的多种可能影响到健康的因素，一起去发现导致疾患的罪魁祸首。很多时候，疾患都是源于不正确的饮食以及情绪。西方医学的带头人希波克拉底曾说过"汝之食即汝之药，汝之药即汝之食"。中医的营养学和西医也有很多契合之处，西医的生化实验很好地阐释了中医的食疗经验。在速食世界中，朋友请您尝试认识疾病及其基本的病因和病机，更请静心地了解生活中的食物的使用原则和方法，这样才能更好配合医师，一起将身体调整到更好的状态。

我很乐意与大家分享这本书，李老师在书中从营养学与医学的角度探索了各种致病的原因和过程，带大家深入了解饮食、生活习惯与健康之间关系的书，帮助您重建科学的饮食结构，知道该怎么吃得健康，吃得营养，通过食物这根"钥匙"开启健康之门！

西安道生中医医院联合创始人　吴羿姗

2020 年 7 月 3 日于一山茶室

这些年，我一直在从事儿童食谱的研究，仔细一算，这时间竟比我儿子的年龄还要大了。

从小宝餐到大宝餐，因为在网络上有不错的反馈，经常有平台和机构找我出课、出书。也有不少朋友建议我投身自媒体行业，并为此而立"人设"，而我都不假思索地拒绝了。

一来是因为作为老母亲，带娃的辛苦，已经很让人力不从心。更重要的原因，是我深知真正的专家，不仅仅需要多年的理论学习，更需要大量的实践数据积累。

一个人最好的人设，就是坦坦荡荡地真诚做自己，而不是去虚构一些有的没的立不住的人设，不仅站不稳，还容易崩塌。所以我选择努力做一个乖学生，把我认为最有价值的知识，都通过平台免费分享出去。

因为个人多年的肠胃问题，我一直对饮食比较关注。后来儿子出生，我亲力亲为负责他的吃喝拉撒睡，我的挑剔就更加一发不可收拾了：想当一个认真养孩子的妈妈，用心地去挑东西，去学知识。只有放心给我自己孩子吃的东西，才可以放心分享给别人家的孩子。

3年前，我目睹了闺蜜家孩子在诊断白血病后倾其所有的治疗过程，一波三折，心力交瘁，原本年轻漂亮的妈妈，折腾得像苍老了10岁。这个孩子我也是看着长大的，像半个女儿，不能和她的妈妈一样感同身受，但已经心痛感慨至极。孩子的健康，牵动着全家人的每一根神经，有个健康成长的孩子，是一个家庭最大的财富。

李老师是我从业期间结识的良师益友。他是很多明星的家庭营养师，经常耐心帮我一起解决我平台上众多孩子的饮食搭配和身体调理问题，也经常慷慨地拿各种好物让我当福利免费分享给妈妈们。大家都对这个未曾露面、却耳熟能详又非常有爱的老朋友甚是感激，亲切地称他"李老板"。

　　最近这一年来，我越来越多地听到妈妈们跟我反馈：君君的食谱孩子爱吃；君君分享的好物孩子喜欢；当孩子们的挑食、便秘、腹泻、缺铁性贫血、抵抗力下降等问题得到改善的时候，我也会开心地向李老师反馈，并且跟他反复讨论是否还会有更好的解决方法。从这点上来讲，他是我的恩师，也是万千家庭的恩师。

　　有妈妈们的信任，又有志同道合的朋友可以分享，这种成就感和价值感，也是我打了鸡血一般坚持下去的动力。唯有信任，不可辜负。越是如此，我越发谨慎地想把每件事都努力做好！

　　因为工作的关系，我经常跑农产品的产地和供应链。在这期间，我发现有很多产品因为过度营销和定价，让很多妈妈花了冤枉钱，也有很多好东西根本无人问津。

　　别人愿意跟着你花钱，愿意把孩子和家人的健康跟着你，真是莫大的信任了，怎可辜负。李老师也是我结识的众多品牌创始人里面最"奇葩"的一个。很多人做产品都是以赚钱作为唯一目的。而他是一股清流，总是不计成本地投入时间和精力，从不在品质上缩水和吝啬，让妈妈们用更实在的价格选购到更好的优质产品。我也略懂做产品的心酸，只有像他这种把传递健康当成使命的人，才会这么费尽心力地想把一切都做到最好。这种痴人的精神，我愿意追随和学习，也值得我分享给所有身边人。我经常跟小伙伴们打趣说，如果哪一天让我闭眼去选产品，那只会是"全食物日记"了。

　　当得知李老师开始写这本书的时候，我一直期待他早日完成。看到内容的时候，也兴奋到不得了，更非常荣幸能写这篇序文。

　　其实文字远远不能表达我对他的敬佩之情。这本书里很多食疗方法和营养知识，都是我和家人在践行有效的。它们调理好了我和母亲多年的肠胃，也让我的孩子长成了壮小伙。有了他书里系统又完整清晰的饮食指导，相信很多家庭都会受益终生。

我一直认为，一个女人，当她为人母为人妻以后，她就是掌握一家人健康的营养师了，责任重大。希望妈妈们多多学习营养知识，照顾孩子和家人健康的同时，也更多地关注自己的健康。

生活的一壶琐碎，盛进美好，倒出忧伤。

把身体，调理成你想要的样子，感受更真实融洽的自己。

育儿视频自媒体达人　君君

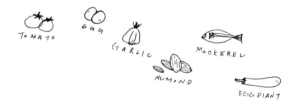

# 序三
## 健康是每个人的需求

很荣幸有这个机会为李珈贤老师的新书写序，我的心里充满了激动和感恩。

我是一名麻醉医生，从医已经有 16 年之久。每天和各种各样的手术打交道，和国内很多传统西医医生一样对营养学、全食物营养等知识了解得少之又少。之所以会接触到全食物饮食理念，是因为 4 年前，我的家人生了一场重病。

这场突然如其来的疾病改变了全家人的生活，我一边陪伴家人接受手术、化疗、介入等各种治疗，一边寻找食疗方法。作为医生，我深知各种化疗、介入治疗都会极大地损伤人体的免疫力，所以我不断地从网上、书店等地方寻找各种调理癌症的饮食方法，希望能让家人吃好一日三餐，有更好的抵抗力来获得更多的治疗机会。

通过一次偶然的机会，我看到了陈月卿老师的《全食物调养秘笈》。书中的全食物饮食理念大大地颠覆了我之前的认知。通过书本中的介绍，我开始给家人践行全食物精力汤饮食法。

一开始，我因为不熟悉精力汤的制作方法，经常做得不够好吃，家人比较排斥，各方面状况一度不佳。后来，我通过各种渠道联系上了陈月卿老师和李珈贤老师。通过两位老师的指导，我们开始慢慢地规范化全食物精力汤饮食调理方案。除此之外，李珈贤老师还根据家人的实际情况，对我们的日常饮食进行针对性指导。

家人的饮食方式和生活方式都得到了全方位的改变。他们也开始阅读一些在中国台湾抗癌关怀基金会指导下重获健康的各种病例，得到了很大的鼓励，抗癌的信心也得到了增强。

在将近4年的时间里，我和家人每天都坚持饮用全食物精力汤，保证规律的作息。不但家人的身体逐渐变好，就连工作繁忙的我，也受益于全食物精力汤的调理，每天都精力满满。

更令人欣喜的是，在李珈贤老师的指导下，这些年来，我带动身边更多人了解和践行全食物健康饮食，让他们从中受益。作为一名医者，我非常愿意将这样一份爱和幸运传递给更多的人，传播更多更好的健康饮食理念，让更多的人从中受益。

健康是每个人的需求。我很高兴看到李珈贤老师又一本关于全食物健康饮食的书出版，为健康的饮食方式做进一步的推广和传播。借此机会，我再次感谢李珈贤老师和陈月卿老师对我的帮助，更希望越来越多的人吃全食物、好食物、真食物，拥有良好的心态和健康的身体，过上幸福的人生！

浙江省台州市第一人民医院医生　李梅

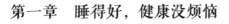

目录 CONTENTS

## 第一章　睡得好，健康没烦恼

## 第二章　健动、肌肉、骨骼、神经系统

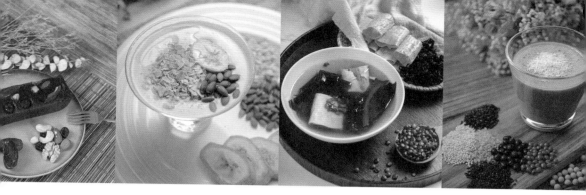

## 第三章　这样吃，告别消化系统疾病

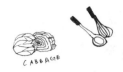

## 第四章　美

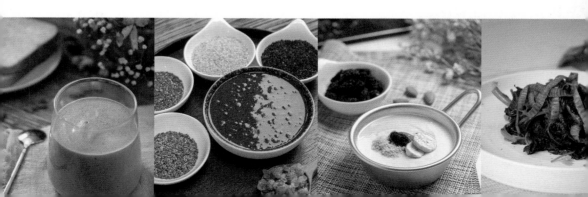

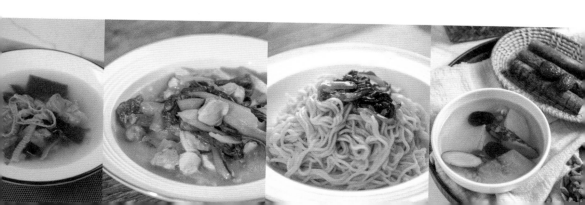

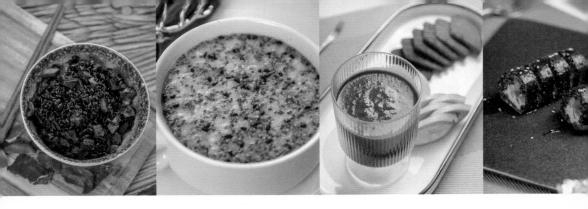

## 第六章 免疫系统

## 第七章 防 癌

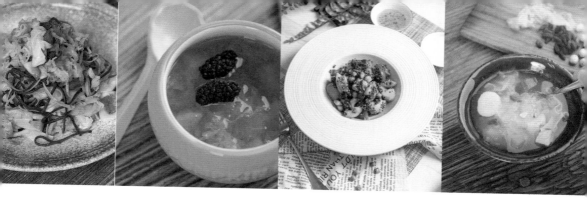

# 第一章

# 睡得好，健康没烦恼

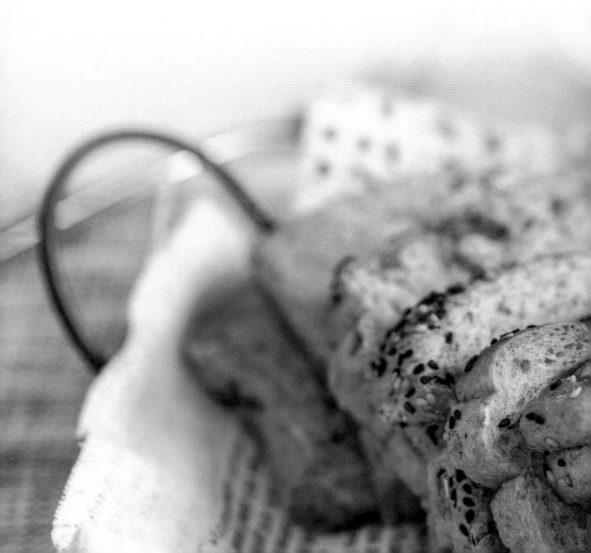

很多人喜欢从衣、食、住、行等方面来衡量一个人的生活质量，其实还应该再加上一个"睡"字。人的一生有三分之一左右的时间是在睡眠中度过的，"睡"对我们来说极其重要。

　　人体内各组织器官每天都处在不断的生理活动之中，经过一天的劳累之后，脑细胞中有效的成分蛋白质和其他物质慢慢地减少，而睡眠则可以起到修复、合成和补充这些物质的作用，使人在第二天有足够的体力和精力。如果长期睡眠不足，大脑得不到充分的休息，还会影响到人们的创造性思维和处理事物的能力。

　　世界睡眠联合会曾经发表过的一项研究结果显示，每晚 3 小时或 3 小时以上的睡眠缺失，可导致机体免疫系统功能下降 50%，说明睡眠还与提高人体免疫力和抵抗疾病的能力有着密切的关系。

　　很多人得了感冒以后会昏昏欲睡，睡了一觉以后就好多了，这是因为人体通过睡眠来抑制其他的一些生理机能，突出免疫机能，保护机体。

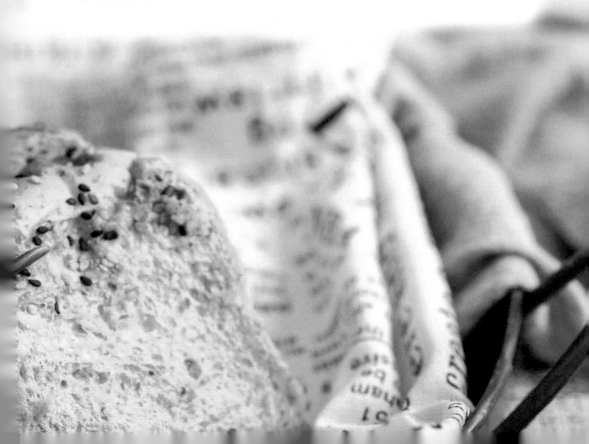

# 关注睡眠质量就是关注生活健康质量

　　我经常在线上为他人做健康管理咨询或辅导，并经常进行巡回演讲，帮助上万人解决健康问题。总结发现，现代成年人中，有睡眠问题的人高达70%以上，其中30%的人甚至不知道这会危害到自己未来的健康，已经给自己未来的健康埋下了很高的隐患。经调查，平均每三人中就有一人出现失眠问题，因此睡眠是一个优先学习的课题。

　　睡眠是生命必需的过程。充足的睡眠可以帮助机体消除疲劳，修复损伤和代谢掉多余的废物，以及吸收、转换、储存能量和营养。如果睡得不好，多余的能量就换转换成脂肪，因此肥胖人群当中有一半以上都和熬夜晚睡、失眠、过劳有直接的关系。另外，越来越多人发生重度中风和中度颜面神经失调或是轻度中风（短暂的失去记忆力或是记忆力衰退），都和睡眠有关系。

　　充足的睡眠是健康的第一重点，至今睡眠无法用药物、食物或是任何方法替代。除了需要关注是否能睡得着之外，睡眠的"量"和"质"也特别重要，如果没有意识到、管理好，那潜在的某种疾病会日益变得严重，例如"三高"（高血糖、高血压、高血脂）、心脑血管疾病、癌症、肥胖、精神不济、记忆力衰退都和失眠有关系。

## 自我检测——你的失眠程度有多严重？

　　建议记录或监测一下自己的睡眠情况，这是健康的第一步。请大家对照失眠严重度量表，检测一下自己的睡眠质量。

## 失眠严重度量表

1. 评估近两周内失眠问题的严重程度：

|  | 无 | 轻度 | 中度 | 重度 | 非常严重 |
|---|---|---|---|---|---|
| 入睡困难 | 0 | 1 | 2 | 3 | 4 |
| 无法维持较长时间的睡眠 | 0 | 1 | 2 | 3 | 4 |
| 醒太早 | 0 | 1 | 2 | 3 | 4 |

2. 您满意自己最近的睡眠状态吗？

| 非常满意 | 满意 | 中等 | 不满意 | 非常不满意 |
|---|---|---|---|---|
| 0 | 1 | 2 | 3 | 4 |

3. 睡眠问题是否有干扰您的日常生活功能（工作表现/起居、专注力、记忆力、情绪等）？

| 完全无干扰 | 一点 | 稍微 | 很多 | 非常多 |
|---|---|---|---|---|
| 0 | 1 | 2 | 3 | 4 |

4. 他人是否注意到您的生活品质因睡眠问题受到影响？

| 完全没注意 | 一点 | 稍微 | 很多 | 非常注意 |
|---|---|---|---|---|
| 0 | 1 | 2 | 3 | 4 |

5. 最近的睡眠问题是否令您担心/困扰？

| 完全不担心 | 一点 | 稍微 | 很多 | 非常担心 |
|---|---|---|---|---|
| 0 | 1 | 2 | 3 | 4 |

总分：

0—7 分：正常，目前没有失眠的问题。

8—14 分：临界程度的失眠症状，需要特别关注。

15—21 分：中度失眠，已经对生活造成影响，建议寻求专业协助。

22—28 分：属于重度失眠，已经对生活造成很多干扰，应立即寻求专业协助。

### 可导致脂肪肝

睡眠不足和晚睡会导致饥饿素上升、瘦体素下降，降低代谢率从而导致脂肪增加，而人体内脂肪的消化、吸收和转化等过程都离不开肝脏的参与。中医理论认为肝胆在 23 时至次日凌晨 3 时最兴奋，各个脏腑的血液都经过肝脏，这时也是肝脏解毒作用最强的时候，人在此时也应顺应自然保证充足的休息，所谓"静卧血归肝"就是这个道理。如果每天熬夜错过了肝脏的最佳排毒时间，身体里的毒素无法及时排出，就容易出现脂肪肝和其他肝病。

### 引起女性乳腺癌、男性前列腺癌

女性睡眠时间少会增加罹患乳腺癌的风险，而男性则会增加罹患前列腺癌的风险。睡眠时身体会分泌"褪黑素"，试管研究发现，褪黑素可以抑制或抑止癌细胞生长，所以睡眠不好时褪黑素分泌就少，无法较好地抑制癌细胞，前列腺癌就会病发。

### 环境因素

环境噪音或是旁边的人打呼噜会让人无法安静和放松；光照干扰无法让褪黑激素很好地分泌；高温或是严寒，枕头和床的软硬度，棉被的透气舒适性，更换了睡眠环境，酒店或是住院，都可以算是环境因素。另外，环境荷尔蒙能通过干扰我们体内正常的激素分泌从而引起失眠。

### 生理因素

多数人是生物钟混乱，有时差。另外常见的是更年期导致的热潮红，内分泌失调，营养调整也不及时。

### 心理社会因素

工作压力，或遇到自己/亲人生病，或是担心某些事情，接受重要的考试或是任务，这些都有可能是暂时性失眠的原因。

### 躯体疾病

各种疼痛性疾病会导致失眠。例如，腺样体肥大是阻塞性睡眠呼吸暂停低通气综合征（OSAHS）最常见的病因之一，鼾声过大和睡眠时憋气为两大主要症状。

### 精神疾病

抑郁症、精神分裂症、阿尔兹海默症、焦虑症、强迫症、边缘性人格障碍等有可能导致失眠。

## 提高睡眠质量的六大因素

### 选好床

床的高度应略高于人的膝盖，最好是在硬板床上铺以软硬适中的床垫，这样可以保持人体脊柱处于正常的生理状态，从而保证睡眠舒适。

老年人可挑选稍硬的床垫，可保护身体的腰椎和颈椎，有助于保持健康；年轻人的生活节奏和生活压力较大，挑选稍软的床垫能更好地将身体放松，达到减轻身体疲惫之目的。

### 选好枕头

人的颈部是人体最柔弱的地方之一，枕头太高或太低都会影响颈部肌肉的自然放松，因此，枕头能使头部比身体稍高一点即可，高度控制在 9 ～ 15

厘米为宜。

枕头的高度，必须与人的一侧肩膀的宽度相仿，成人约为10厘米，儿童减半，过高或过低都不利于健康。因为正常人的颈椎呈向前微凸的生理性弯曲，枕头高低，必须适合颈椎的弯曲度，这样才能使颈部肌肉松弛，肺部呼吸通畅，脑部血液供应正常，使睡眠有舒适感，更易入睡。

### 盖好被

睡眠要暖和才香甜，但被子不能太厚太重，过厚的被子不仅会妨碍出汗，而且还可能会压迫心脏。另外，睡眠时忌穿紧身衣裤，否则会影响睡眠。

### 不要蒙头睡觉

有些人在冬天睡觉时，喜欢把头蒙在被子里，认为这样可以暖和一些。实际上这种睡法利少弊多。

有这种习惯的人早晨醒来常常眼皮水肿、精神萎靡、没精打采，甚至呵欠连连，浑身酸痛。这种症状主要是大脑代谢受到影响的表现，会严重影响工作和学习。

### 睡觉不要开灯

褪黑素是由哺乳动物和人类的松果体产生的一种胺类激素，可抑制人体神经的兴奋性，使血压下降，心跳速率减慢，使机体的免疫功能得到加强。褪黑素的分泌具有昼夜节律性，在人体处于黑暗中时，褪黑素分泌活动立即加强；当转于光亮环境时则即停止分泌。所以，睡觉最好不要开灯。

### 睡前按摩

睡眠质量不好的人，睡前可以进行自我按摩。比如按摩头皮可起到促进头部血液循环、松弛神经、消除疲劳、改善头部营养和氧气供应的功效。

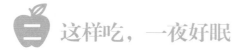 这样吃，一夜好眠

要想睡得好，临睡前应避开这些食物

### 避免油腻的食物

油腻会加重消化系统的负担，延长肠胃排空的时间，容易影响睡眠质量。

### 避免产气的食物

产气的食物在消化过程中很容易让胃肠道中存有气体，产生肚子胀的感觉，容易影响睡眠质量。例如十字花科蔬菜，睡前不宜多吃，避免产气。

### 避免过多咖啡因食物

咖啡因很容易刺激我们的神经系统，使人处于兴奋状态，导致晚上想睡的时候睡不着，直接影响睡眠时间和质量。

### 避免辛辣食物

辛辣的食物容易使胃有灼烧感，会直接影响睡眠，也不利于胃中的食物消化。例如晚上不要吃辣椒、麻辣锅，也不宜吃姜。

### 避免重口味食物

例如红肉、烟熏食物的钠含量高，会导致血压升高影响睡眠，也可能因为太咸喝太多水导致夜尿频繁，影响睡眠。

### 避免提神的食物

例如柠檬，因为柠檬酸提神很明显，能让你思考更活跃，导致失眠。

## 助眠营养素

好的油脂含有维持大脑和神经的机能所必需的因子，有利于安定大脑。其中必需脂肪酸是指机体生命活动必不可少，但机体自身不能合成，必须由食物供给的多不饱和脂肪酸。所以我们要吃好的油脂，例如深海鱼油、亚麻籽、火麻籽、奇亚籽、火麻油、亚麻籽油、橄榄油、综合坚果。挑选好食物、吃对方法，堪称最无副作用的安眠药，且助眠指数不亚于药物！

### 助眠营养素 TOP1：色氨酸

血清素（serotonin）是一种神经传导物质，又被称为"大脑幸福分子"，因为它能让我们精神稳定、心情放松，进而带来睡意。不过，这个快乐元素需要"原料"才能制造，这个原料叫做"色氨酸（tryptophan）"。

色氨酸是 22 个标准氨基酸之一，是一种人体无法自行合成的"必需氨基酸"，若想获得这类氨基酸，就必须从食物中摄取。也就是说，若想获得好的睡眠，晚餐就要尽量摄取含有色氨酸营养的食物。

动物类食物中的色氨酸含量较多，建议晚餐选择较低脂、清爽的鱼肉、鸡肉或奶类，最好再搭配复合碳水化合物一起进食，可以刺激胰岛素分泌，协助更多的色氨酸进入脑中合成血清素，增强助眠的作用。

由于糖类的最大来源是全谷根茎类食物，建议选糙米、燕麦、全麦制品来吃。它们除了能帮助色氨酸吸收，还能提供较多的 B 族维生素同样有助睡眠效果。至于高糖分的淀粉类精制食物，如甜面包、蛋糕等，容易导致血糖产生较大的变化，对睡眠而言可不是件好事。

**晚餐可以多吃的色氨酸食物有哪些？**

一般来说，有几种类型的食物里含有这种好的蛋白质：

① 动物性食物里含有的色氨酸较多，例如鱼、肉类、奶类（牛奶、酸奶）。

② 其次是豆类，又以黄豆、豆腐拥有较高含量的色氨酸。

③ 小颗坚果种子类，其中芝麻、葵花籽、南瓜籽与花生含量较丰富。

④ 水果含的色氨酸比例较少，香蕉含量最高，奇异果也含有一些。

## 助眠营养素 TOP2：B 族维生素

医学研究显示：有失眠、睡眠不佳、疲倦困扰的人，通常也有缺乏 B 族维生素的现象。然而，人体无法自行合成大部分的维生素 B，必须通过食物摄取或者从营养品里补充。例如，维生素 $B_6$ 吡哆素是另一种可以缓解抑郁症状的营养素，因为它可以增加大脑中的神经活动，并且还能够克服大脑激素失衡引起的抑郁症，如果蛋白质充足但是维生素 $B_6$ 缺乏也会影响褪黑激素的生成，从而影响睡眠；维生素 $B_9$ 也被称为叶酸，它是治疗抑郁症的必需营养素，因为它可以改善大脑中的 5- 羟色胺和多巴胺水平，减少抑郁症状；一些研究表明，富含维生素 $B_{12}$ 钴胺素的饮食可以帮助稳定情绪，改善精神能量并减少抑郁，因为这种维生素有能力保持大脑中的神经健康。

## 富含 B 族维生素的食物

### 动物肝脏

适量的动物性蛋白质是摄取 B 族维生素的好来源，其中又以肉类的含量较高。在动物肉可食用部分中，猪肝、鸡肝的维生素 $B_1$、维生素 $B_{12}$ 及烟碱素的含量特别高，心、肾脏中的 $B_1$、$B_{12}$ 含量也颇为可观。

### 未经过加工的全谷杂粮、根茎类食物

保留麸皮、胚芽与胚乳的糙米比起去除麸皮的胚芽米，B 族维生素的含量更高，而完全不含麸皮及胚芽的白米饭，B 族维生素的含量则很低。

杂粮类食物：小米、黑米、胚芽米、糙米、大麦、燕麦、糙薏仁米、藜麦米、荞麦米、红豆、白芸豆、鹰嘴豆、黑豆、黄豆、绿豆、玉米渣等。

根茎类食物：垆土山药、甜菜根、胡萝卜、土豆、牛蒡、莲藕、芋头、荸荠、红薯等。

### 深绿色蔬菜

莴苣含量最多，菠菜、青江菜、空心菜、地瓜菜或芥蓝等叶菜类与青花菜，也都是摄取丰富叶酸的绝佳来源。每天应至少吃 1～2 碗深绿色蔬菜，为避免叶酸因过度烫煮溶于水而流失，建议用快炒、微波或快速余烫方式烹调。

### 营养酵母粉

初级原代培养后的非活性干酵母：经培养基繁殖发酵后直接所得的天然干酵母，并非啤酒酵母（发酵啤酒后的副产物）。包含所有 9 种必需氨基酸，含有人体所需的大量 B 族维生素，能充分被人体吸收和利用，可预防和改善多种 B 族维生素缺乏症。尤其富含维生素 $B_{12}$，对素食者来说更为推荐。

### 助眠营养素 TOP3：碳水化合物

淀粉有助于增加血清素，帮助睡眠，且碳水化合物有利于肠胃道消化，睡前吃一点有安眠作用。碳水化合物并不可怕，善于选择好的碳水化合物才是重点，好的碳水化合物多来自未经加工精制的全谷类、蔬菜和水果，除了糖类之外，还有丰富的维生素、矿物质与膳食纤维。一小碗糙米饭或燕麦片，几片全麦饼干或是如棒球般大小的水果一颗，都有不错的助眠效果。

### 助眠营养素 TOP4：钙、镁

钙不仅是骨骼生长必不可少的元素，也是重要的神经递质，能加强大脑皮层抑制过程，调节兴奋与抑制之间的平衡。补充足够的钙质能维持神经系统的正常联络，抑制脑神经的异常兴奋，使人保持镇静，进而提高睡眠质量。一项发表于《欧洲神经学杂志》上的研究发现，在深睡眠阶段（REM）时体内的钙水平会升高，研究者总结说，钙的缺乏可能会导致深睡眠的不足或缺失。

提供许多人体内生化代谢作用的镁，因为具有调节神经细胞与肌肉收缩的功能，所以同时也能消除疲劳，镇定精神。一项北达科他州人类营养研究中心所做的研究发现，镁的缺乏会引起睡眠障碍，而高镁低铝的膳食能让有睡眠障碍的成年女性得到深睡眠，而且不容易中途醒来。

### 富含钙及镁的食物

#### 坚果

例如综合坚果、扁桃仁、核桃、开心果、葵花子、南瓜子等。

如果你经常失眠或睡眠质量差，你可以吃扁桃仁来改善，不仅含有更多的维生素、蛋白质和其他成分，还含有镁，可以放松肌肉。经常进食可以有效地改善焦虑和睡眠，也更有利于心脏健康。核桃含有较多的褪黑激素，有助于改善睡眠质量，特别适合褪黑激素分泌能力不足的老人。

#### 芝麻

芝麻不仅含有丰富的不饱和脂肪酸、蛋白质、钙、磷、铁质等，还含有多种维生素和芝麻素、芝麻酚及卵磷脂的功效与作用等物质。

#### 香蕉

除了能平稳血清素和褪黑素外，香蕉还含有可让肌肉松弛的镁元素。因此，香蕉也被称为"水果安眠药"，对于改善睡眠质量有非常显著的效果。

#### 乳品

一杯240毫升的牛奶约含有260～300毫克的钙质，且牛奶内含有乳糖，可以帮助钙质的吸收。患有乳糖不耐症的人可改喝酸奶，每天1.5～2杯（选择低脂、自制的无糖酸奶比较好）。

#### 小鱼干、紫菜

如果整条鱼连骨一起食用，只要一汤匙的量就能够提供约100毫克的钙质，等量的鱼脯也一样。其他如虾皮、虾米这些海产干货都有为数不少的钙质，带骨的鳗鱼、鲭鱼或者沙丁鱼等鱼罐头也含丰富的钙质，但有盐分过高的疑虑，适量食用为上策。

### 小方豆干

黄豆及各种豆制品都是含钙较多的食物（鸡蛋豆腐与嫩豆腐含钙少除外），其中又以常见的方形小豆干含钙量最丰富，若以一块小方豆干约 40 克计算，吃上两块即可获得 600 毫克以上的钙，已超过每日所需量的一半。

### 助眠营养素 TOP5：维生素 D

维生素 D 是一种必需的营养素，可以稳定神经、抗忧郁和促进睡眠。它能增加大脑中的血清素水平，而后者升高时，抑郁症状可能会减轻。《睡眠》杂志上的一项研究发现，缺乏维生素 D 的男性比摄入足够维生素 D 的男性睡眠中断更多，睡眠质量也更差。维生素 D 又叫"阳光维生素"，大部分由人体皮下固醇类物质经紫外线照射后形成，每天晒太阳可促进其合成。

## 睡眠要改善，需要有正确的观念

### 改善睡眠要从改善肠道开始

睡眠与胃肠疾病是相互影响的，睡得不好容易引起胃肠道疾病，而胃肠道疾病也会让患者睡不安宁。常见跟睡眠相关的胃肠道疾病主要有慢性胃溃疡、胃食管反流病、消化不良等。要想睡得好，还要维护好肠道健康。

### 睡眠理想目标

1. 晚上 9 ～ 10 点睡觉，早上 6 点左右生理时钟刺激自然醒。
2. 能在 10 ～ 20 分钟入睡（入睡时间长期大于 30 分钟则为失眠）。
3. 睡眠中不醒或偶尔醒来又能在 5 分钟内入睡，直至次日早晨。
4. 睡觉时基本不打呼噜，嘴巴不会张开。
5. 早晨睡醒后精力充沛，心旷神怡，轻松愉快，无疲劳感，工作效率高。
6. 夜间睡眠无惊梦、异常行为，做梦醒后很快忘记。

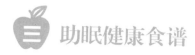 助眠健康食谱

# 食谱一：糙薏米谷浆

食材：

◎ 糙薏仁 50g　　　◎ 三色藜麦 50g

◎ 十谷米 50g　　　◎ 银耳 50g

◎ 富镁扁桃仁 1 大匙　◎ 富硒腰果 1 大匙

◎ 桂圆肉 3 颗　　　◎ 热开水 600ml

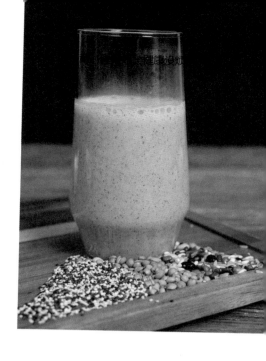

做法：

1. 提前把糙薏仁、十谷米用好水泡 4 个小时备用；银耳提前泡发 30 分钟备用。

2. 将泡发好的糙薏仁、十谷米以及三色藜麦放到具有催芽活化功能的电饭煲中煮熟备用；银耳用电锅蒸熟备用。

3. 将所有的食材放入破壁机中，打 2 分钟即可。

## 营养小贴士：

糙薏仁：　糙薏仁又称作红薏仁，种皮富含"薏仁酯"，能抑制癌细胞，所含的 B 族维生素和纤维素也更完整，对过敏性鼻炎、过敏性皮肤炎、失眠、睡眠不佳、疲倦困扰都有帮助；含有丰富不饱和脂肪酸及水溶性膳食纤维，可降低胆固醇及三酸甘油酯。

富硒腰果：　腰果中维生素 $B_1$ 含量较高，有补充体力、消除疲劳的效果，适合易疲倦的人食用；含丰富的维生素 A，是强效的抗氧化剂，能使皮肤有光泽，修复上呼吸道；富含硒元素，硒是人体生命活动中必需的微量元素之一，是人体内的抗氧化剂，能有效提高人体免疫力，具有多种生物功能。缺硒会直接导致人体免疫力下降。

# 食谱二：黑芝麻核桃豆米浆

**食材：**

◎ 发芽糙米 50g

◎ 低温烘焙黑芝麻 5g

◎ 亚麻籽 5g

◎ 三色豆（黄豆、黑豆、红豆）共 60g

◎ 脱皮核桃 5g

◎ 热开水 400ml

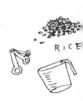

**做法：**

1. 三色豆提前泡发 8 ～ 12 个小时备用；糙米提前泡发 4 个小时备用。

2. 将三色豆、发芽糙米放到具有催芽活化功能的电饭煲中煮熟备用。

3. 将所有食材放入破壁机中，打 1.5 ～ 2 分钟即可。

 **营养小贴士：**

三色豆： 将三色豆与发芽糙米一起做成豆浆是很好的搭配，可有效提高营养利用率，而且能增加口感。

脱皮核桃： 将核桃去皮能避免核桃外皮残留黄曲霉毒素的风险，而且去掉了苦涩口感，搭配起来风味更佳。核桃含有丰富的亚麻油酸 58% 以及次亚麻油酸 12%，都是人体必需的脂肪酸，对于降低血脂和胆固醇有显著效果。睡眠不佳人群早晚可以各吃 1 ～ 2 个核桃。

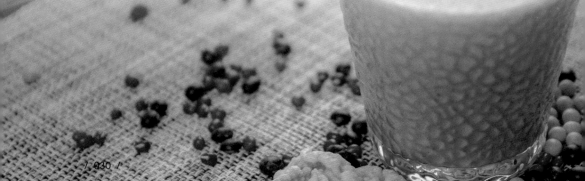

# 食谱三：全麦黑芝麻核桃吐司

**食材：**

- ◎ 全麦有机面粉 200g
- ◎ 牛奶 150g
- ◎ 酵母 4g
- ◎ 去皮核桃碎 15g

- ◎ 高筋有机面粉 100g
- ◎ 盐 3g
- ◎ 低温烘焙黑芝麻 15g
- ◎ 橄榄油 25g

- ◎ 蛋液 25g
- ◎ 糖 40g

**做法：**

1. 将蛋液和牛奶投入面包机，加入面粉，按下揉面键。
2. 加入橄榄油，再次按下揉面键。
3. 倒入黑芝麻、核桃碎，启动和面程序，3 分钟即可。
4. 将面团取出，在室温中发酵至 2 倍大。
5. 将面团分割成 3 等份，排气滚圆，静置 10 分钟。
6. 取一个面团擀成椭圆形，翻面，自上而下卷起来。
7. 放入面包机里，进行二次发酵。
8. 当面团发酵至 2 倍大后，在表面刷上蛋清。
9. 启动烘烤键，待完成后即可食用。

**营养小贴士：**

选择全麦有机面粉，杜绝面粉改良剂。面粉改良剂主要成分是过氧化苯甲酰，它对人体有较大危害。过氧化苯甲酰水解后产生的苯甲酸，进入人体后要在肝脏内进行分解。

长期过量食用含面粉改良剂的面粉，会对肝脏造成严重的损害，加重肝脏负担，引发多种疾病；短期过量食用会使人产生恶心、头晕、神经衰弱等中毒现象。另外，过氧化苯甲酰中含有微量砷和铅，对人体也有一定的毒副作用。由于过氧化苯甲酰可使人中毒，在欧盟等发达国家已禁止将过氧化苯甲酰作为食品添加剂使用。

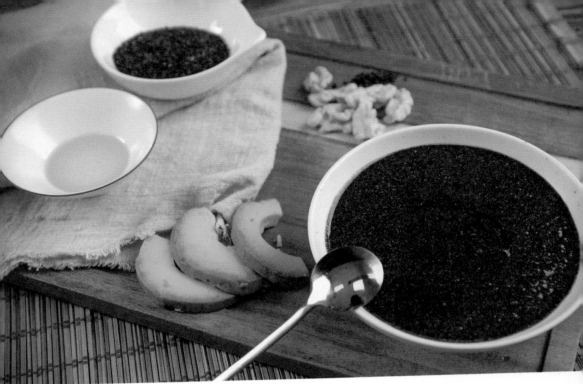

## 食谱四：黑芝麻核桃酱

食材：

◎低温烘焙黑芝麻 250g　　　◎低温烘焙核桃 100g　　　◎牛油果油 25g

做法：

将所有食材放入破壁机中破壁，打成酱即可。

🍄 营养小贴士：

黑芝麻：　　低温烘焙的芝麻去除了草酸盐，更利于人体吸收，也更能发挥抗氧化功能。
黑芝麻含钙量高，每 100g 约含有 1500mg 的钙质。钙不仅是骨骼生长必不
可少的元素，也是重要的神经递质，它能加强大脑皮层抑制过程，调节兴奋
与抑制之间的平衡。补充足够的钙质能维持神经系统的正常联络，抑制脑神
经的异常兴奋，使人保持镇静，进而提高睡眠质量。

# 食谱五：椰枣坚果燕麦糕

食材：

◎ 藏血燕麦片 2 米杯　　◎ 纯藕粉 1 米杯　　◎ 黑糖 1 米杯
◎ 椰枣适量　　　　　　◎ 八宝坚果适量　　◎ 好水 700ml

做法：

1. 将燕麦片、藕粉、黑糖和冷开水一起置入调理机容杯，盖紧杯盖，高速打约 2 分钟。

2. 将打好的浆液倒入有点深度的盘子（不需抹油或水），轻震数下以便排出气泡。

3. 撒上椰枣和八宝坚果，蒸 20 分钟即可。

## 营养小贴士：

莲藕： 富含淀粉、钙、维生素 $B_{12}$、维生素 C 等，营养价值高。中医认为莲藕熟食可以补养体力，缓解焦虑，改善失眠。失眠或是经常睡眠不足的人群可以食用天然莲藕粉来帮助睡眠质量的改善。

藏血麦： 藏血麦含有人体必需的铁元素，维生素 B 族、膳食纤维、藏血麦胚芽、维生素 C、维生素 E、叶酸、矿物质等营养物质，有助于降低血糖、减少便秘。除此之外，还含有富足的 N- 乙酰 -5- 甲氧基色胺，这种物质具有安抚神经的特性，能帮助你睡个好觉。

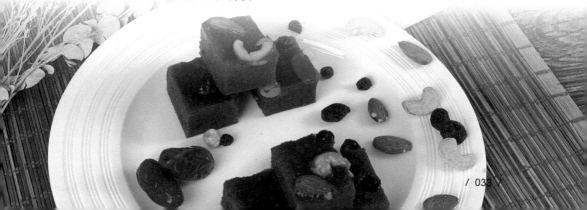

# 食谱六：助眠香蕉燕麦酸奶

**食材：**

◎去皮香蕉半根　　　◎燕麦片少许　　　　◎南瓜子少许

◎纯牛奶 1L　　　　　◎蔓越莓益生菌 1 小袋　◎亚麻籽油 15ml

**做法：**

1. 将纯牛奶和益生菌放入酸奶发酵锅中，发酵 8 个小时，制作出无糖酸奶。
2. 取出无糖酸奶，倒入亚麻籽油，搅拌均匀。
3. 放入麦片、南瓜子和香蕉片即可。

## 营养小贴士：

香蕉：　香蕉实际上就是包着果皮的"安眠药"，除了能平稳血清素和褪黑素外，它还含有能让肌肉松弛的镁元素。

香蕉还是食物中锰的最佳来源之一，锰与白细胞的功能相关，可以增强免疫力，并帮助钙的吸收和利用。

香蕉中所含的色氨酸可调整人体血清素、去甲肾上腺素及多巴胺等，具有抗抑郁、助眠的作用，会让人产生平静愉快的感觉。

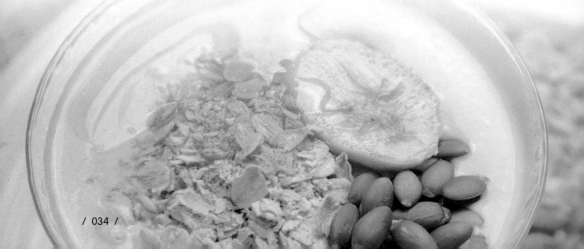

# 食谱七：酸枣仁海裙带菜腐竹汤

食材：

◎ 酸枣仁 10g  ◎ 干裙带菜 5g  ◎ 干腐竹 50g

◎ 有机味噌酱 2 大匙  ◎ 火麻油少许

做法：

1. 将干裙带菜、干腐竹泡发备用。

2. 锅中加水放入酸枣仁、腐竹、裙带菜炖煮至软，煮熟后放入 2 大匙味噌搅拌均匀。

3. 出锅时滴入少许火麻油即可。

🍄 营养小贴士：

酸枣仁： 酸枣仁中含有总皂苷、总黄酮、总生物碱等特殊成分，这些成分可以催眠、镇静，并能够有效地调节中枢神经，具有镇静助眠的效果，能够有效改善失眠的症状，帮助入眠。

味噌： 味噌中富含优质植物蛋白和维生素 $B_{12}$，并含有促进"人体睡眠荷尔蒙"褪黑激素分泌的氨基酸，常喝味噌汤有助于快速入眠。

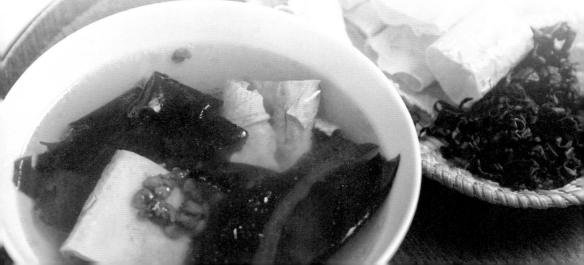

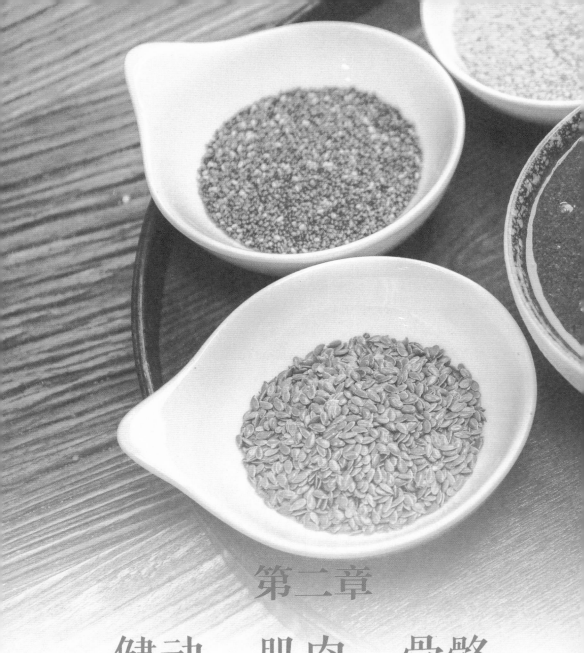

第二章

# 健动、肌肉、骨骼、神经系统

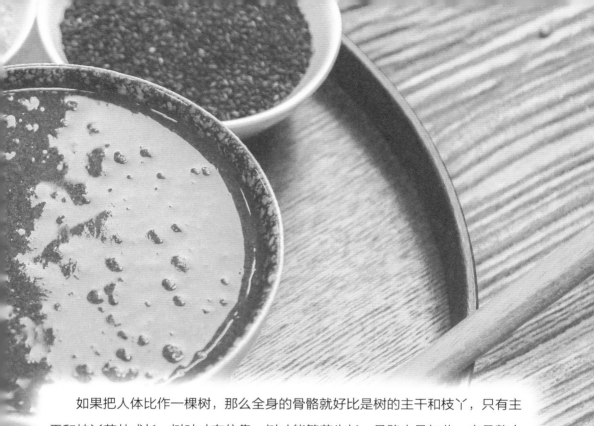

　　如果把人体比作一棵树，那么全身的骨骼就好比是树的主干和枝丫，只有主干和枝丫茁壮成长，树叶才有依靠，树才能繁茂生长。骨骼也是如此，它是整个人体的支撑，是肌肉、组织、器官赖以附着的基础。

　　骨骼深藏于人体内部，它的健康状况往往不容易引起人们的关注和重视。殊不知，骨骼的健康与整个人体的健康息息相关。随着年龄增长，人的骨骼会发生老化，钙质不断流失。骨骼一旦变脆，就意味着人体这棵"大树"面临危机。骨质疏松便是困扰中老年人群的主要疾病，他们常常感觉腰背酸痛、胸闷气短、呼吸困难，甚至出现脊柱变形、身长缩短、驼背等症状。

　　骨质疏松患者还存在随时发生骨折的危险。其中最常见的是脊椎骨折，其次是手腕骨折，最严重的是髋部骨折。对于脊椎骨折，很多人认为是用力不当造成的。其实在骨折之前，其脊柱的骨量已逐渐丢失，疏松的椎体就像被白蚂蚁蛀空的房梁，稍有外力，如在提东西或弯腰抱起小孩的那一刻，脊椎骨就会一下子塌陷。

　　老年人发生骨折时，往往很难愈合，给家庭带来沉重的负担。而且只要发生第 1 次骨折，还会骨折第 2 次，且两次骨折时间会相距较近。

# 常见骨骼、神经系统疾病

现代人肌少症、骨质疏松症以及神经压迫问题越来越严重。我遇到过最严重的患者真的是会生不如死、坐立难安，走路会痛，躺着也会痛。

**自我检测——你罹患骨质疏松的风险有多大？**

以 FOSTA 指标计算罹患骨质疏松症的风险

只需要年龄跟体重，就可以判断自己罹患骨质疏松症的风险高低

$FOSTA=[体重（kg）－年龄（岁）]×0.2$

例：56岁、体重58公斤的女性，$FOSTA=[58-56]×0.2=0.4$（低度风险）

FOSTA——小于 −4 的人属于高风险度群；−4 ～ −1 的人属于中度风险群；大于 −1 的人属于低度风险群。

## 生长发育迟缓

儿童骨骼发育需要多种营养素的摄入和调节，主要为蛋白质、矿物质和维生素，而钙、磷、镁等矿物质 / 无机盐是构成骨骼架构的重要元素，缺乏微量元素将直接影响儿童骨骼发育。如：儿童缺乏维生素 D 时，会导致骨发育不良，使身高的增长受限；缺锌的孩子味觉减退，出现厌食；缺乏维生素 C 会减少肠道对钙的吸收。

## 骨质疏松

有人称骨质疏松症为无声的流行病。患有骨质疏松症以后，除了因为疼

痛而使日常生活和工作困难外，主要是容易发生脊柱、四肢等部位的骨折。老年人由于各个器官、组织均已老化，长期卧床必然会增加脏器衰竭及其他并发症，严重者会影响生命。所以该病所引起的致残率和致死率较高，这是骨质疏松症最为严重的危害性。

骨质疏松并非人们想象的是"缺钙"或"老化"那么简单。骨质疏松与钙的关系的根本点在于：人体内分泌代谢功能紊乱，钙、磷代谢失调，骨骼无法有效地吸收、利用钙元素。

新近研究证明，妇女绝经早期的高剂量钙剂补充无法减缓骨量的快速丢失，盲目补钙还可能会导致结石、血管硬化、高血压等疾病的发生或加剧，钙剂的补充应是适量、多次、有目的地进行。

**因骨质疏松容易骨折的部位：上臂部、腰部或背部、髋部、手腕。**

**骨头的新陈代谢**

患有骨质疏松症的骨头：骨吸收（破坏骨头）破骨细胞、骨形成（形成骨头）成骨细胞未能取得平衡（骨吸收作用较强，双方配合不上）。

要如何判断是否罹患骨质疏松症？

首先，当骨密度只有正常值（YAM）的 70% 时，就会被诊断为骨质疏松症；骨密度大于 70%、不满 80% 时，骨量减少的程度会被归类在骨质疏松症高危险群；骨密度在 80% 以上，则属于正范围。

其实，骨质疏松症一旦出现明显疼痛症状，就意味着骨骼中的骨量已经丢失 30% ～ 50% 以上了，这时再单纯补钙，已经晚了。所以一定要早预防，应对骨质疏松及预防骨折不可缺少的三要素：适当的饮食生活、适度的锻炼、别忘了做骨头检查。

**营养均衡的饮食**

主食：杂粮饭、全麦面包、杂粮面。

配菜：蔬菜、菇类、芋头、海藻料理。

主菜：肉、鱼、蛋、大豆料理。

均衡的饮食应该包含以上三类食物。钙质来源有绿叶蔬菜和豆科植物，例如花菜、绿叶甘蓝、芥菜等。另外，黑芝麻、小鱼干等也富含钙质。然而，补充过多的钙也会让镁的含量减少，因此，营养均衡才是最重要的。

**应该避免摄取的食品：**

富含磷的食品（加工食品、可乐等）；食盐；富含咖啡因的食品（咖啡、红茶等）；酒精。

此外，还要记得晒太阳，若维生素 D 不足，就会影响钙质的吸收率，晒太阳就是增加体内维生素 D 转化的最好方式。养成每天运动的好习惯，比如慢跑、健走都是很好的选择，每次运动 20 到 40 分钟即可。


肌少症

肌少症又名骨骼肌减少症，是一种逐渐被老年科医生认识到的老年综合征。年长者走路变慢、手握力变差、骨骼肌质量减少、肌力减退等是肌少症的主要临床表现。

怎么判断是否是肌少症呢？①用握力计来做手的握力检查判断肌力，手无力能反映全身问题。女性握力 < 18 公斤、男性握力 < 26 公斤诊断为肌力下降。②评估走路的速度，走路太慢代表肌肉不够，年龄在 65 岁以上的老年人，如果常规步速小于 0.8 米 / 秒，可判断有肌少症的征兆。③用体脂秤测肌肉含量和脂肪含量（%）。一般人的肌肉占体重的 35% ～ 45%，如果小于正常范围，考虑有肌少症的征兆。④到健康检查机构做肌肉质量检查，看全身脂肪、肌肉分布，包括 DXA、BIA、CT、MRI 及人体测量学方法。

解决肌少症需要补充足够的优质蛋白、好水和足量的运动。尤其是癌友、宅友、长期卧床者要注意摄取优质大豆蛋白（肽）并配合复健运动来减少肌肉流失。

# 二 影响骨骼健康的几种营养素

骨骼健康是指整个骨骼系统的健康，包括骨、软骨、肌肉、韧带等。而单纯补钙并不能保证整个骨骼系统的柔韧性、灵活性、防震性、抗张力及整体的协调性。所以，对于中老年人，只有全面补充骨骼营养，让骨骼中的营养成分得到均衡的配比，才能使整个骨骼系统更坚强、柔韧、富有弹性。

### 胶原蛋白

人的关节组织由软骨、关节囊膜、关节滑液和韧带组成，胶原蛋白是最基础的成分。骨头两端的软骨起到保护骨骼、避免磨损的作用，软骨有机质的90%以上是胶原蛋白，它也是软骨具有弹性和韧性的来源；关节腔里的关节滑液含有大量胶原蛋白，并含有氨基葡萄糖和软骨素，在关节运动时起到润滑和保护的作用；肌腱和韧带几乎都是由胶原蛋白纤维构成，决定着关节的活动能力。

骨骼中的有机物70%～80%也是胶原蛋白，骨骼生成时，首先要合成充足的胶原蛋白纤维来组成框架。另外，头发的坚韧、皮肤的光滑、皮下组织的丰满，也都和胶原蛋白有关。常吃富含胶原蛋白和弹性蛋白的食物，对骨骼健康最有益，比如大豆蛋白、蛋类、牛奶、核桃、肉皮、鱼皮、猪蹄胶冻等。

### 维生素 D

维生素 D 可以促进食物中钙的吸收，使血液里的钙往骨骼里转移，还能减少肾脏对钙的排出，所以在防治骨质疏松中必不可少。它能促进肠道钙吸收，减少肾脏钙排泄，就像加油站一样，源源不断地把钙补充到骨骼中去。人体 90% 的维生素 D 依靠阳光中的紫外线照射，通过自身皮肤合成，其余10% 通过食物摄取，比如金钱菇、海茸、海带、裙带菜、动物肝脏、蛋黄和瘦肉等。

## 维生素 K

骨头需要维生素 K 来激活骨骼中一种非常重要的蛋白质——骨钙素，从而提高骨骼的抗折能力。哈佛大学研究表明，如果女性维生素 K 摄入较低，就会增加骨质疏松和股骨骨折的危险。荷兰研究则发现，补充维生素 K 能促进儿童骨骼健康，减少关节炎的发生。膳食中，蔬菜叶片的绿颜色越深，维生素 K 的含量就越高。每天只要吃 500 克蔬菜，其中包含 300 克以上的深绿叶蔬菜（如菠菜、韭菜、卷心菜），就能有效预防维生素 K 不足。

## 维生素 $B_{12}$

维生素 $B_{12}$ 是唯一含有矿物质磷的维生素，对维持骨骼硬度起着重要作用。它就像个"清道夫"一样，能清除血液中的高半胱氨酸，保护骨骼，防止因为高半胱氨酸过多导致的骨质疏松，甚至是髋骨骨折。动物肝脏、贝类、瘦牛肉、全谷类杂粮和低脂奶制品，都是富含维生素 $B_{12}$ 的食品。

| 营养素名称 | 功能 | 缺乏该营养素的症状 | 每日建议摄入量 | 食物来源 |
|---|---|---|---|---|
| 钙 | 骨骼发育的关键营养素 | 佝偻病、骨质疏松症、抽筋 | 800mg | 虾皮、海带、黑芝麻、黑木耳、牛奶、大豆 |
| 维生素 D | 促进钙磷吸收和骨骼发育 | 佝偻病、骨质疏松症 | 5μg | 鸡蛋、肝脏、鱼肝油、深海鱼油乳粉 |
| 蛋白质 | 人体的重要组成部分 | 发育不良、抵抗力差、贫血 | 60mg | 大豆、黑豆、鹰嘴豆、藜麦、鸡蛋、肉类、大豆蛋白粉、螺旋藻粉、啤酒酵母、火麻籽 |
| 维生素 K | 促进凝血物质合成 | 凝血时间延长、出血不止 | 80μg | 菠菜、甘蓝、甜菜根、猪肝 |
| 镁 | 维持神经和肌肉活动 | 厌食、呕吐、心律失常、贫血、抽搐 | 300mg | 芽苗、裙带菜、扁桃仁、香蕉、椰子油 |
| 锌 | 益智提高免疫力 | 味觉障碍、免疫力下降、肠道溃疡 | 15mg | 肉类、芝麻、核桃、豆类、小米、莴苣 |
| 维生素 A | 维持人体正常的视觉及黏膜 | 皮肤干燥、夜盲症、干眼症 | 800μgRE | 肝脏、鱼肝油、胡萝卜、玉米、红薯、甜菜根、番茄、南瓜 |

## 钙

钙是人体骨骼和牙齿的重要成分。它参与人体的许多酶的反应和血液凝固，维持心肌的正常收缩，抑制神经肌肉的兴奋等生理活动。

钙更是生长发育不可缺少的无机盐。人的身高主要是由长骨决定的，长骨的增长有两个因素，一是骨细胞增生，有机质生成，二是骨盐的沉积。幼儿和青少年生长发育期，对钙的需求多，尤其是发育最快的时期（12～18岁），如供应不足，便会影响身高。

人的骨骼是"活"的，当钙摄入不足时，骨骼中的钙就会释放到血液里，以维持血钙浓度，导致骨密度越来越低，骨质越来越疏松，进而引发骨折、骨质退行性增生或儿童佝偻病。

一般情况下，多吃牛奶、豆制品、黑芝麻、海带、虾皮等，就能够满足正常人补钙的需要。喜欢吃肥肉、油炸食品等高脂肪食物，以及爱吃咸的人，要特别注意补钙，因为油脂和盐会抑制钙的吸收。平时烹饪时可以放点醋，有助钙质溶解，帮助吸收。

## 葡萄糖胺

葡萄糖胺，即D-氨基葡萄糖，是天然的氨基单糖，是关节器官的核心物质，被医学界视为迄今为止仅有的可以根本改善骨节疾病的物质。它能刺激软骨细胞生成更多的胶原蛋白、糖蛋白和糖胺多醣，从而加速软骨细胞的再生与修复。

摄取葡萄糖胺的渠道主要有两种：一种是从天然食物中获取，如从甲壳类动物虾、蟹、贝类等身上摄取；另一种是服用医师开立或者民众自行购买的保健食品。适当补充葡萄糖胺，会使人体的关节变得强健、灵活。

服用葡萄糖胺有助于改善关节炎的症状。虽然它不能使受损的软骨组织恢复（且对于软骨组织完全流失的关节无效），但可以预防流失，也可以减轻关节炎带来的肿胀、疼痛、僵硬等不适的症状。

调节骨骼、肌肉系统的健康食谱

## 食谱一：高钙黑芝麻豆浆

食材：
- ◎ 蒸熟三色豆 60g
- ◎ 蒸熟三色米 50g
- ◎ 低温烘焙黑芝麻 1 大勺
- ◎ 亚麻籽 1 大匙
- ◎ 营养酵母 10g
- ◎ 原色冰糖 1 茶匙
- ◎ 热开水 300ml

做法：
1. 将除营养酵母外的所有食材置入破壁机，高速打 2 分钟。
2. 放凉后加入营养酵母即可。

### 营养小贴士：

三色豆：　是优质蛋白质、钙质来源，有助于建造骨骼、肌肉组织，提升免疫力；饮用前如果搭配含高维生素 C 的益生菌，可以帮助钙质吸收，加强体内胶原蛋白形成，保护关节结缔组织。

营养酵母：含有丰富的 B 族维生素。但对温度敏感，不要直接加到开水中，可以等温度下降后再添加。

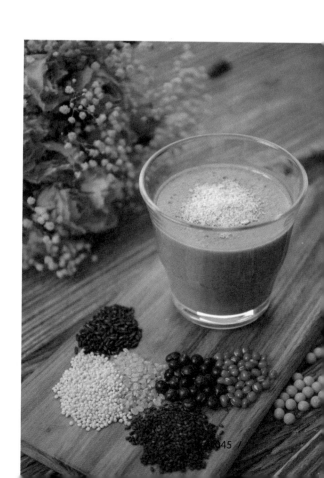

# 食谱二：奇亚籽燕麦坚果奶昔

食材：

◎奇亚籽 10g　　　　◎藏血麦 40g　　　　◎葡萄 50g

◎蓝莓干 10g　　　　◎综合坚果 10g　　　◎小分子大豆蛋白粉 1 大匙

◎台藜奶 200ml（可据个人喜好调整）

做法：

在破壁机中置入所有食材，高速打 1 分钟即可。

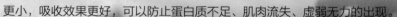 营养小贴士：

| 奇亚籽： | 钙含量是牛奶的 5 倍，铁含量是菠菜的 4 倍，含有亚麻酸和 omega-3 脂肪酸，可软化血管，改善记忆力，长期食用奇亚籽对改善骨骼健康有一定的益处。 |
| --- | --- |
| 小分子大豆蛋白粉： | 蛋白质能建造、补充身体组织，防止肌肉流失。小分子大豆蛋白粉含有丰富的大豆蛋白，而且效仿人体消化蛋白质的过程，事先经过酶素水解，分子更小，吸收效果更好，可以防止蛋白质不足、肌肉流失、虚弱无力的出现。 |

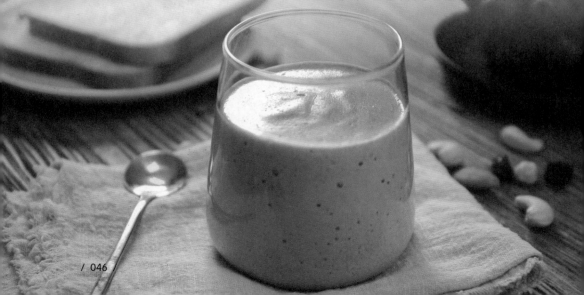

# 食谱三：四麻酱

食材：

◎ 低温烘焙黑芝麻 125g　　◎ 低温烘焙白芝麻 125g
◎ 有机亚麻籽 25g　　　　　◎ 奇亚籽 25g
◎ 原色红冰糖一大勺

做法：

在破壁机中置入所有食材，高速打 1 分钟即可。

## 🍄 营养小贴士：

亚麻籽：　　亚麻籽中含有丰富的 Omega-3 脂肪酸，可预防骨质流失，增加骨密度，降低骨质疏松症的风险。
亚麻籽含有丰富的抗氧化剂，特别是木脂素，有助于减少由自由基引起的损害性炎症，能增强人体免疫系统功能，缓解类风湿关节炎的症状。

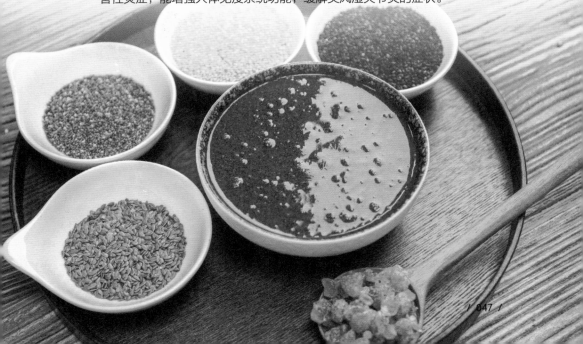

# 食谱四：巴德维酸奶

食材：

◎ 富硒扁桃仁 10g

◎ 冻干天然水果脆片（桑葚、香蕉）适量

◎ 营养酵母 1 茶匙

◎ 有机亚麻籽油 15ml

◎ 低温烘焙坚果 10g

◎ 纯牛奶 1L

◎ 蔓越莓益生菌 1 小袋

做法：

1. 将纯牛奶和益生菌放入酸奶发酵锅中，发酵 8 个小时，制作出无糖酸奶。

2. 取出无糖酸奶，倒入亚麻籽油搅拌均匀。

3. 放入扁桃仁和适量水果脆片。

4. 撒上一勺营养酵母即可。

🍄 营养小贴士：

自制酸奶： 是发酵后的乳制品，含有大量的益生菌、微生物以及各种活性因子等，酸奶中所含的乳酸与钙结合，更能起到促进钙吸收的作用。而且因为透过发酵，乳糖已经被乳酸菌分解，非常适合乳糖不耐受人群。

桑葚： 早在两千多年前，桑葚已经是皇帝的御用补品，又被称为"民间圣果"，桑葚营养价值高，不仅可以补血、补肾，还是抗氧化的高手。而且钙含量非常丰富，是牛奶的 3.3 倍，能预防骨质疏松。

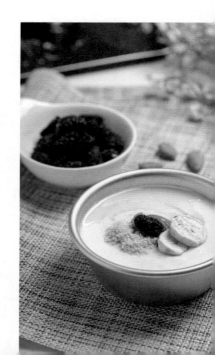

# 食谱五：姜丝豆丝红苋菜

食材：

◎ 红苋菜 300g  ◎ 黄豆豆丝 10g  ◎ 姜丝适量
◎ 甘草豆豉酱少许  ◎ 橄榄油 5ml  ◎ 火麻油少许

做法：

1. 红苋菜洗干净切断备用；豆丝提前泡发备用。
2. 锅置火上，倒入橄榄油烧热，加入红苋菜、豆丝，翻炒至叶片软化。
3. 加入姜丝、甘草豆豉酱，翻炒均匀。
4. 装盘，淋上少许火麻油即可。

## 营养小贴士：

红苋菜：　红苋菜所含钙质很高，常食对牙齿和骨骼的生长可起到促进作用，并能维持
正常的心肌活动，防止肌肉痉挛。还具有促进凝血、增加血红蛋白含量并提
高携氧能力、促进造血等功能，也可以促进排毒，防止便秘。

甘草豆豉酱：甘草有抗炎、抗病毒的作用，是中医骨关节炎治疗方剂中的常用单味药；豆
豉可除烦躁，去寒热。纳豆中的纳豆激酶有明显的溶血栓作用，是一种具高
纤溶活性激酶，可用于预防血栓病。我们的传统食品豆豉与纳豆类似，在发
酵过程中亦可产生具纤溶活性的激酶。

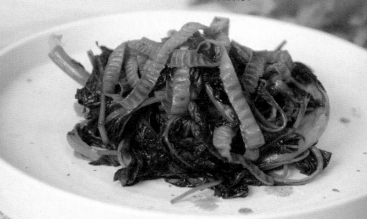

# 食谱六：绿豆芽昆布炖排骨汤

食材：

◎绿豆芽 60g　　　　◎天然干昆布 100g　　　◎青豆丝 10g

◎排骨 100g　　　　　◎有机枸杞适量　　　　◎岩盐少许

◎料酒少许　　　　　◎鲜菇粉 2 茶匙　　　　◎南瓜子油少许

做法：

1. 绿豆芽洗净备用；昆布泡发，洗净切断备用；青豆丝泡发，洗净备用；排骨洗净，氽烫后倒入料酒腌渍备用。

2. 在锅中加入 750ml 的好水，将海带、排骨放入，大火煮滚后转成小火炖至熟烂。

3. 加入绿豆芽、青豆丝，再煮 5 分钟。

4. 撒上枸杞，加入盐、鲜菇粉。

3. 淋上少许南瓜子油即可。

🍄 营养小贴士：

昆布：　是一种营养价值很高的蔬菜，与菠菜、油菜相比，除维生素 C 外，其蛋白、糖、钙、铁的含量均高出几倍、几十倍。每 100g 昆布中含钙高达 1177mg，含铁高达 150mg。经相关研究发现，昆布中的钙不但含量丰富，且利于人体的吸收，因此适当食用昆布可以有效预防骨质疏松。

# 食谱七：银耳板栗烩嫩鸡

食材：

◎ 有机板栗仁 40g　　◎ 去皮鸡腿肉 120g　　◎ 干本草银耳 2g

◎ 干松茸 15g　　　　◎ 小松菜 100g　　　　◎ 嫩姜 10g

◎ 盐少许　　　　　　◎ 山茶油 2 茶匙

做法：

1. 小松菜洗净备用；鸡腿肉洗净切块备用；银耳、干松茸泡发备用。

2. 锅置火上，倒入山茶油烧热，转小火炒香姜片，再加入片好的鸡肉翻炒至变白。

3. 注入 500ml 好水，加入松茸与板栗，转中火煮滚，转小火再煮 20 分钟。

4. 加入泡好的银耳、小松菜煮滚，加盐调味即可。

### 营养小贴士：

本草银耳：　与普通银耳相比，本草银耳中的银耳多糖、氨基酸和蛋白质等营养物质含量更高，胶质是燕窝的 3 倍，普通银耳的 5 倍。
　　　　　　本草银耳富含人体所需的 19 种氨基酸及钙、铁、镁、锌等微量元素，常食对缓解关节炎症有一定帮助。

小松菜：　　是高钙蔬菜，补钙效果很好，还富含维生素 A。维生素 A 可促进蛋白质的合成，也参与维持骨组织中成骨细胞的分化平衡，从而促进骨骼正常生长。

# 第三章

# 这样吃，告别消化系统疾病

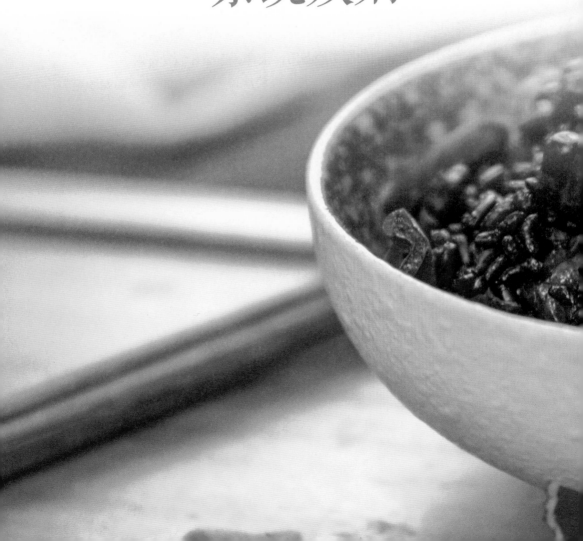

随着现代社会生活和工作节奏的加快，不健康的饮食习惯十分常见，如依赖快餐食品、暴饮暴食、饮食结构不合理等，让许多人的消化系统都处于亚健康状态。据世界卫生组织（WHO）统计，中国有 1.2 亿胃病患者，其中消化性溃疡发病率为 10%，慢性胃炎发病率为 30%，是"胃病大国"。除此之外，消化不良、便秘、腹泻、大肠激躁症等消化道疾病越来越多，进而发展到癌症的也时有耳闻。

　　作为常见病、多发病，消化系统疾病不仅本身使患病者承受身体上的痛苦，而且还会减少甚至阻断营养的吸收，减慢或阻滞毒素的排出，致使人体免疫力下降，引起贫血、糖尿病、肝胆疾病、性功能减退、心脑血管病等严重的并发症，因此，防治消化系统疾病显得尤为重要。

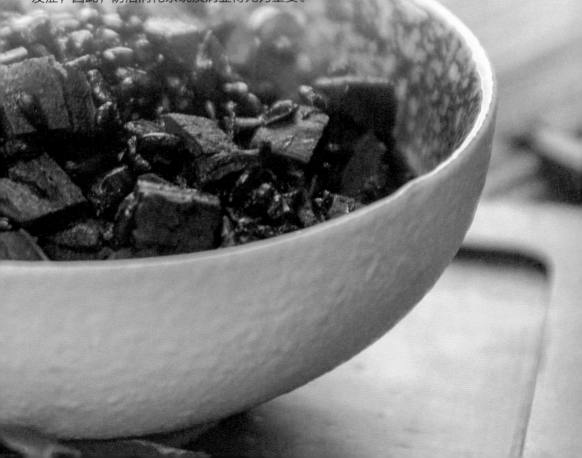

**自我检测——如果你有以下症状，很可能是消化系统出了问题**

**腹痛**

反复中上腹痛可能是消化性溃疡，主要发生在胃和十二指肠；全腹痛表现为全腹部的疼痛，腹腔内外脏器发生病变。如果腹痛伴有恶心呕吐，则多是消化道疾病。

**恶心呕吐**

如果饭后恶心、呕吐，则多是胃肠疾病引起；如果恶心伴有厌食、疲乏，可能是病毒性肝炎；如果恶心伴有咽部不适，可能是慢性咽部的炎症；如果进食后立即呕吐，且无恶心感，可能是神经官能性呕吐；如果吐泻交替，则可能是食物中毒、霍乱等引起。

**胃痛**

如果胃痛伴随胸闷、胃灼热、反酸、打嗝等症状，可能是食道疾病；如果胃痛伴随着空腹疼痛、饱胀饿痛、打嗝具酸味、吐血等症状，可能是胃溃疡；如果出现打嗝、黄疸、发烧等症状，可能是胆囊的问题。

#  消化系统常见的疾病

## 便秘

便秘主要表现为大便干结，排便困难，数天甚至 1 周才排便一次。有的便秘患者还伴有口臭、消化不良、胀气、下腹不适等症状。

一般情况下，除非是由器质性病变（比如肿瘤、糖尿病、硬皮病、中枢性脑部疾患等因素引起的便秘），大多数便秘都是由不好的生活习惯引起的，比如，饮食结构不合理，肉类过多、青菜水果过少；喝水不够多；生活习惯产生变化，作息不规律，例如假期或外出；长期压抑便意，等等。而且，现代人便秘还有一个非常普遍的原因，那就是精神压力大，自主神经运作受到影响，从而抑制肠蠕动和消化液分泌，同样会导致消化不良，引起便秘。

若想摆脱便秘，我们一定要注意保持精神愉快，养成良好的排便习惯，每天定时排便，形成条件反射，建立良好的排便规律。有便意时不要忽视，及时排便。平时合理安排生活和工作，做到劳逸结合。坚持锻炼身体，特别是腹肌的锻炼有利于胃肠功能的改善，对于久坐少动和精神高度集中的脑力劳动者更为重要。

平时可以多补充一些富含膳食纤维的蔬菜、水果及荞麦、燕麦、糙米等五谷杂粮。因为膳食纤维进入胃肠后能吸收水分，刺激胃肠蠕动，并将粪便软化，有润肠通便的作用。推荐每天膳食纤维的摄入量为 25 ～ 35 克，注意选用富含膳食纤维的食物如谷类、薯类、豆类、蔬菜和水果等，减少高脂肪、高蛋白食物的摄入。

也可以通过食用麦麸缓解便秘。麦麸是麦粒加工时脱下的麸皮，含有纤维素、半纤维素和果胶物质，是种高纤维食物，其化学组成特性是含有很多亲水基团，所以有很高的持水能力，是自身重量的 1.5 ～ 25 倍。食用麦麸可以吸收大量水分，使粪便体积增大，粪便变软，利于在肠道内运输并经肛门排出，达到通便作用；另外纤维本身还可以反射性地刺激结肠壁上的神经，加速肠道蠕动。也可以多补充活性益生菌，能改善肠道菌群的组成，增加肠道有益菌，维持肠胃正常蠕动，帮助清除肠道垃圾，预防便秘。

## 消化不良

消化不良的诱因可分为器质性和功能性。前者主要由消化系统疾病（如溃疡病、肝、胆、胰疾病），全身性疾病（如心血管疾病及内分泌疾病），或某些药物引起；后者主要由胃十二指肠动力不足，不健康的饮食结构和精神压力等因素引起。其症状表现多为断断续续地有上腹部不适或者疼痛、饱胀、胃灼热（反酸）、嗳气等，可持续或反复发作。

较轻微的消化不良，或仅仅是一时性过饱，可采用饭后散步，腹部轻柔按摩、参加体育运动，增强身体热量的消耗，尽快消除消化不良现象。

对于有反酸、胃灼热、腹痛、腹胀明显的消化不良人群，可暂停进食，实行"饥饿疗法"。禁食一餐或两餐酌情而定。禁食期间可根据口渴情况饮用淡盐开水，以及时补充水和盐分，也可饮用糖盐水，因为糖可迅速吸收，不至增加胃肠负担。如无需完全禁食时，则减量进食，或只吃易消化的粥类加点开胃小菜。这样使胃肠感觉轻松舒适，易于矫正消化不良。

平时还应按时进餐，定时定量，少食多餐，保证营养均衡，并保持愉快的心情。愉快进餐可使消化腺分泌、消化功能增强。相反，进餐时情绪不佳，可抑制消化腺分泌，消化道蠕动，导致消化功能下降。

推荐平时多食用细软、清淡、容易消化的食物，避免进食过多腌腊食品；进食期间宜细嚼慢咽，有助于食物的消化。除此之外，还可以适当吃些山楂、柠檬、猕猴桃、苹果、杏、橘子、橙子、柚子及食醋等酸味食物来刺激胃液、胃酸的分泌，起到助胃消化的作用。

## 腹泻

腹泻，俗称"拉肚子"，是一种常见的消化系统疾病，从医学上讲，如果一天大便 4 次以上，每次都很稀薄，总量超过 200 克的话，就算是腹泻了。腹泻又常伴有腹胀、反胃、腹鸣、腹痛等症状。

正常情况下，每天都有 9～10 升的水分通过十二指肠，其中 2 升的水是从食物中吸收来的，其余的都是消化器官分泌产生的。大部分水分都是在小肠被吸收的，只有 1～2 升被送到大肠，这其中，又有 90% 的水分被吸收，10% 的水分被排出体外。这时，如果肠道分泌和吸收出现异常，大便中水分过多，便会产生腹泻。

腹泻分急性和慢性两种，多由饮食不当造成，比如吃了不洁净、腐败变质的食物，或者食用生冷食物导致肠胃功能紊乱，以及食物过敏或中毒等。此外，持续压力过大常会导致免疫力低下，使消化系统受损，导致腹泻。

很多人在腹泻时就会想当然地使用止泻药，试图立竿见影地终止腹泻，殊不知这样是掩盖病情、耽误治疗的做法。从最常见的吃坏肚子引起腹泻来说，主要是因为摄入了不干净食物含有的致病菌，被人体发现后就启动了防御系统，加快蠕动，尽量把这些有毒有害物质排出去。这种情况下吃止泻药是费力不讨好的。

还有一种常见的误区就是腹泻了就去药店买"诺氟沙星"等抗生素，以为腹泻就是细菌引起的，使用抗生素杀杀菌比较"安全"。其实我们体内的胃酸可以杀死绝大多数细菌，而且肠道内有正常菌群，可以抵抗外来细菌的繁殖。所以，在绝大多数情况下，使用抗生素是不合适的，而且长期乱用抗生素会打乱肠道内菌群平衡，反而会导致顽固腹泻。

单纯的饮食不洁等问题引起的腹泻一般可以自我调理，如果是因食物中毒等引起的，或者症状严重者则应及时就医。

如果你经常腹泻，说明消化系统的免疫力较低，一旦遇到病毒很容易导致感染而引起腹泻。这时不妨多摄取维生素 E，以增强消化系统的健康。同时，也可以多摄入活性益生菌，它能抑制肠内腐败菌生长繁殖，减少毒素对肠道的侵害，进而提升肠道免疫力，预防和改善腹泻。


## 大肠激躁症

腹泻和便秘其实都是一种正常的生理现象，但如果长久以来都反复腹泻、便秘或腹胀，就可能患上了恼人的大肠激躁症。

大肠激躁症属于一种肠道功能异常的疾病，疼痛可发生于腹部任何位置，并且这种腹痛在排便后大多可以缓解。除此之外，腹胀和胀气、大便含黏液、便秘、腹泻，尤其是进食后或者早晨大便后仍感觉没有排干净、便急等，都是肠易激综合征的常见症状。旅行、参加社交活动或者改变日常生活规律时，这些症状都有可能加重，如果没有摄入足够的健康食物或者一次性进食过多，也会加重病情，还有些病人的症状和特定的食物有关，而女性患者在经期间更易发病。该病发作不会对生命造成危害，但是发作过程中可令患者心情烦闷、情绪波动较大。

合理的饮食对于应对大肠激躁症十分重要。首先要避免食用过敏或者机体不耐受食物，如牛奶、海鲜等。许多大肠激躁症患者在使用不含过敏原食物后，其症状获得了显著的临床改善。

其次是尽量少食高 FODMAP（发酵性寡糖、双糖、单糖、及多元醇）食物，如洋葱、牛奶、酸奶、豆类、小麦谷物、大蒜等，这些食物在肠道细菌作用下发酵产生大量气体如二氧化碳等，使肠道胀气，同时肠腔内升高的渗透压会使更多的液体进入肠道诱发腹泻的发生，加重大肠激躁症患者的症状。

平时应多摄入膳食纤维，特别是来自水果蔬菜的膳食纤维，包括香蕉、芹菜、胡萝卜等。一些营养补充剂对大肠激躁症患者也是十分有利的，包括高可溶性膳食纤维果胶、低过敏素质蛋白质、具有肠溶包衣的薄荷油胶囊、益生菌（酪酸梭菌、双歧杆菌等）及朝鲜蓟提取物等。

罹患此症状的人通常自我要求较高、容易紧张、追求完美，所以要试着放松心情、找出压力源，才能从根本改善，也不会让肠胃跟着紧张。

## 胃痛

胃痛是临床中常见的一种症状，最常见的是十二指肠溃疡，如长期进食辛辣刺激、生冷食物，长期烟酒刺激、饮食不规律、暴饮暴食、熬夜等，易导致胃黏膜损伤，诱发胃痛；如长期服用非甾体抗炎药等刺激胃黏膜的药物，也会导致胃黏膜的损伤，进而出现胃痛；如胃内存在幽门螺杆菌，可能会导致胃炎、胃溃疡，甚至是恶性肿瘤等疾病，进而出现胃部的疼痛。

一旦出现长期性反复胃痛，应去医院检查是否感染了幽门螺旋杆菌，并及时治疗。

平时应保持用餐时间规律。如空腹时间过长，易引发胃溃疡导致胃痛；如用餐时间间隔过短，体内累积食物过多，也会导致消化不良引起胃痛，所以每餐间隔时间宜控制在 4 ～ 5 个小时内。

胃痛患者平时应多吃蔬菜，少吃淀粉含量高的食物，不宜吃刺激性强、生冷、过硬、难消化的食物。应选择容易消化吸收的食物，并细嚼慢咽。饮食应做到营养均衡，可适当多吃一些小米和山药。小米不含麸质，食用时不易刺激胃肠道内壁，并含有较温和的纤维质，很容易被消化吸收，特别适合脾胃虚弱的人食用；山药含有能分解淀粉的糖化淀粉酶，它能促进食物消化，改善肠胃的消化吸收功能，而且山药还含有一种黏性蛋白，这种物质进入胃部能滋润胃黏膜，防止其受损。

## 胃及十二指肠溃疡

胃和十二指肠黏膜除了接触高浓度的胃酸外，还受到很多有害物质的侵袭。在正常情况下，胃与十二指肠黏膜有自身保护机能，能够抵御这些侵袭因素的损害作用。但是当损害因素增强和（或）保护因素削弱时，便可出现溃疡。虽然该病一般不会致命，但常常会合并慢性感染，然后经久不愈，给患者带来了很多痛苦。当溃疡较深，特别是穿孔性者，疼痛可涉及背部。

过去人们一直认为该病的发病原因就是胃酸分泌过多所致。但近20年来，经国内外医学家们的研究，发现在胃和十二指肠内，生存有一种叫做幽门螺杆菌的细菌，并且已经证明它是消化性溃疡的另一重要病因。

幽门螺杆菌一旦进入胃内，就会黏附在胃黏液层，直接侵袭胃黏膜细胞，破坏胃的黏液屏障，并且产生某些致病性化学物质，这些化学物质能诱发炎症与溃疡。同时幽门门螺杆菌促使胃分泌过量的胃酸"浸泡侵袭"双重作用使黏膜形成炎症、溃疡。

持续过度的精神紧张、劳累、情绪激动等神经精神因素也是十二指肠溃疡发生和复发的重要因素。人在精神应激状态时，可使胃的分泌和运动功能增强，增加胃酸排出量和加速胃的排空，同时由于交感神经的兴奋而使胃十二指肠的血管收缩，黏膜血流量下降，削弱了黏膜自身防御机能。另外，精神压力使肾上腺皮质激素分泌增加，后者兴奋胃酸、胃蛋白酶原分泌和抑制胃黏液分泌，促使溃疡形成。

该病患者应忌饮茶、牛奶和啤酒，因其可引起胃酸的大量分泌，易抵消抗酸药物的疗效，不利于溃疡的愈合。应适量饮用蜂蜜水，蜂蜜含有果糖、多种维生素及多种矿物元素，对胃黏膜的溃疡面有保护作用。

# 影响消化系统的几种营养素

## 优质蛋白质

蛋白质是维持我们健康和活力的基本物质。人体为了发育和更新细胞不断地消耗蛋白质，而这必须通过每日摄取食物来补充。

摄入充足的蛋白质有助于消化机能正常运作。因为分解食物的酶也是由蛋白质构成，可以将食物分解为微小的粒子，使其溶解于水中，再进入血液之中。饮食中蛋白质的摄取充足时，胃壁、小肠及胰腺就能源源不断得分泌充足的酶。胃肠功能健全，就能正常的蠕动，使食物与消化液及酶混合，食物完全消化后，养分为小肠壁所吸收，再进入血液中。

当蛋白质摄取不足时，消化道的壁及韧带松弛，某些内脏器官的位置会改变，例如胃下垂、肠套叠、子宫或膀胱倾斜及其他内脏移位等。松弛的小肠壁肌肉无法正常的吸收养分，许多未充分消化的食物聚集在大肠里，滋生无数的腐化细菌，形成胀气；松弛的大肠壁肌肉无力将体内的废料排出体外，也容易形成便秘。

### 蛋白质也有"优质"与"劣质"之分

蛋白质吃到肚子里，先要被蛋白酶"切"成氨基酸或者小肽，再吸收进入血液。最后，氨基酸被运送到细胞的核糖体中重新组装成人体需要的蛋白质，没有被利用的那些可能会被代谢产生热量，或者排出体外。这个过程中，人体并不能识别蛋白质的来源，而只在意多少被消化吸收了，又有多少氨基酸被利用了。被利用的氨基酸越多，这种蛋白质满足人体需求的能力就越强，我们就认为它越"优质"。

因此，评判蛋白质是否"优质"，只取决于两个因素：一是这种蛋白质的氨基酸组成跟人体需要的组成有多接近；二是这种蛋白质被消化吸收的效率。

基于这两点，食品学界设计了一个"消化校正氨基酸计分"，简称PDCAAS。经过实验测试和计算，每种蛋白质会得到一个分数，最低为0分，最高为1分。1分表示这种蛋白质消化吸收率很高、氨基酸组成跟人体很接近，所以只吃它就可以最高效地满足人体需求；0分则表示这种蛋白质缺乏某些人体必需的氨基酸，如果只吃它，吃多少都不能满足人体需求。不同蛋白质的氨基酸组成不同，消化的难易程度有所差异，所以也就有了"优劣"之分。

鸡蛋、牛奶和大豆的蛋白质PDCAAS是1分，也被称为"优质蛋白质"或"完全蛋白质"；其他蛋白质要低一些，最极端的是胶原蛋白，因为不含人体必需的色氨酸，PDCAAS为0分；动物蛋白质的PDCAAS得分一般比较高，除了蛋和奶是1分，一般肉类蛋白质也都在0.9分以上。而植物蛋白质就要低一些，除了大豆，通常为0.4～0.7分。

### 食品互补也很重要

即使对人体来说营养价值较低的蛋白质植物，通过不同蛋白源的合理组合，从植物性食物中也可以安排出营养价值高的膳食来。

因为把不同的食物蛋白混合在一起可以出现"补充或增值效应"。在某种食物中浓度较低的氨基酸，在其他食物中的含量较高，由此可以得到较理想的补充。比如把占三分之二比例的土豆与占三分之一比例的鸡蛋混合在一起，再加上牛奶和小麦面粉就是特别好的蛋白组合。

### 脂肪

脂肪，俗称油脂，由碳、氢和氧元素组成。它既是人体组织的重要构成部分，又是提供热量的主要物质之一。食物中的脂肪在肠胃中消化，吸收后大部分又再度转变为脂肪。它主要分布在人体皮下组织、大网膜、肠系膜和肾脏周围等处。体内脂肪的含量常随营养状况、能量消耗等因素而变动。

一定数量的脂肪（占摄入总体热量的 20%～35%）是确保充足的能量与营养素摄入所必需的。脂溶性维生素 A、维生素 D、维生素 E、维生素 K 必须借助脂肪才能供给机体。特定的机体功能所需要、而自身又无法合成的必需脂肪酸，也是必须摄入的。在进食过程中，也需要一些膳食脂肪给予我们饱食感，使食物的味道更鲜美。

如果不摄入脂肪或者脂肪摄入量极少，将增加产生胆结石的危险。当我们进食后，食物中的脂肪通过肠道，可刺激胆囊收缩，使其排出胆汁，促进食物的消化吸收。当人体不摄入脂肪或者摄入脂肪的量过少，便不会刺激胆囊收缩、排出胆汁，造成胆囊中储积的胆汁不断浓缩、淤积，久而久之，便形成了结石。

如果长期摄入脂肪过少，突然增加脂肪摄入，胆囊不能挤出浓稠的胆汁，脂肪得不到消化，就会引起腹泻、便秘、消化不良等多种消化系统疾病，并导致严重的贫血，最后还会引发严重的胆囊功能受损。

### 脂肪有"优劣"

脂肪又分为劣质脂肪和优质脂肪。劣质脂肪指的是饱和脂肪酸和反式脂肪酸，这些脂肪主要存在于加工食品中，广泛分布于人造奶油、起酥油、煎炸油、色拉油中，并被运用到面包、饼干等食品中。

长期大量摄入劣质脂肪会使血浆中低密度脂蛋白胆固醇（坏胆固醇）上升，使高密度脂蛋白胆固醇（好胆固醇）下降，增加患冠心病等的危险，还会增加血液黏稠度，甚至导致血栓形成、动脉硬化、大脑功能衰退等。

优质脂肪是指单不饱和脂肪酸、多不饱和脂肪酸，包括 omega-3 和 omega-6 脂肪酸。富含优质脂肪的食物有橄榄油、亚麻籽油、牛油果、亚麻籽、鲑鱼、金枪鱼等。

适量摄入充足的优质脂肪可软化血管，控制血脂浓度，降低胆固醇，抑制动脉粥样硬化，增强血管的弹性和韧性，降低血液黏稠度，增进红细胞携氧的能力，并具有增强机体免疫力，有益于小肠绒毛组织的健康，预防便秘等作用。

**脂肪的日推荐摄入量**

在日常膳食中，推荐 2 岁以上幼儿的膳食脂肪量所供能量占总能量的比例不超过 30%；儿童、青少年每天摄入的脂肪能量占总能量的 25% ～ 30%；成人每天膳食脂肪的摄入量比例不应大于 30%，以 20% ～ 25% 为宜。

### 低聚糖

低聚糖，又叫寡糖，是指由 3 ～ 9 个单糖分子聚合而成的糖类。低聚糖有两类。一是普通低聚糖，如蔗糖、乳糖、麦芽糖等。二是功能性低聚糖，包括水苏糖、棉子糖、低聚果糖、低聚木糖、低聚半乳糖等。人体肠胃系统中没有可以水解这些低聚糖的酶系统，因此它们不被消化吸收而直接进入大肠内，发挥独特生理功能。通常所说的低聚糖就是指这种不能被消化吸收的功能性低聚糖。

低聚糖虽然不能为人体消化吸收，但能促进入体肠道内有益菌群的活化和增殖，抑制有害菌，减少肠道有害物质，其中最明显的增殖对象是双歧杆菌。人体试验证明，某些功能性低聚糖，如异麦芽低聚糖，摄入人体后到大肠被双歧杆菌及某些乳酸菌利用，而肠道有害的产气荚膜杆菌和梭菌等腐败菌却不能利用，这是因为双歧杆菌细胞表面具有寡糖的受体，而许多寡糖是有效的双歧因子。

双歧杆菌是人类肠道菌群中唯一的一种既不产生内毒素又不产生外毒素，

无致病性的具有许多生理功能的有益微生物。对人体有许多保健作用，如改善维生素代谢，防止肠功能紊乱，抑制肠道中有害菌和致病菌的生长，起到抗衰老、防癌及保护肝脏的作用等。

消化系统较差的人士更应该适量增加摄入功能性低聚糖，因其具有防治便秘和腹泻的双向调节作用。摄入低聚糖可改善肠内微生态环境，使肠内的双歧杆菌占优势。当双歧杆菌占优势时，醋酸和乳酸等有机酸就会增加，刺激肠壁，可以获得自然通便的良好效果。低聚糖发酵时产生的短链脂肪酸，能刺激肠道蠕动，增加粪便湿润度，有利于预防便秘；双歧杆菌增殖可以有效抑制有害菌的繁殖，对预防细菌性腹泻有良好的作用。

对于大多数人来说，没有多大必要去购买作为保健品的功能性低聚糖。功能性低聚糖以及有类似功能的膳食纤维在许多蔬菜水果中天然存在，如小麦、洋葱、豆类等。只要注意合理膳食、全面营养，就可以从正常的饮食中摄取。

## 膳食纤维

### 膳食纤维的重要作用

#### 预防和治疗便秘

人们最早认识的膳食纤维的作用之一就是促进胃肠道蠕动，促进粪便成形和排出。

#### 增强肠道屏障功能，预防和改善肠漏

降低肠道内氧气含量，创造厌氧环境，抑制好氧致病菌生长，促进有益微生物如乳酸杆菌和双歧杆菌生长，维持肠道菌群健康。

#### 解毒功能

肠是人体三大解毒器官之一，肠的解毒功能与膳食纤维密不可分。

膳食纤维可通过直接结合毒素，抑制毒素和毒素相关基因表达，或者中和毒素，减少病原菌对人体的毒害。

**预防炎症性肠病**

肠道菌群异常和肠漏是炎症性肠病发生的关键原因之一。

膳食纤维可促进肠道有益微生物增殖而抑制有害微生物生长，降低肠道炎症，增强肠道屏障功能，因而可减少炎症性肠病风险，改善炎症性肠病。

**降低结直肠癌风险**

炎症是癌症的主要特征之一，肠道慢性炎症是结直肠癌的重要诱因之一，膳食纤维代谢产生的短链脂肪酸可降低肠道炎症。丁酸可抑制癌细胞增殖，但不抑制肠道干细胞增殖，且能促进肠细胞分化。

富含膳食纤维的食物有黑木耳、银耳、海带、海裙带菜、金钱菇、杂粮（十谷米、三色藜麦、糙米、糙薏仁米、黑小米、绿小米、黑米等）、啤酒酵母、火麻等。


## 有益于消化系统健康的生活方式


### 少食多餐，且有规律

少食多餐能减少食物对消化系统的压力，身体能有充足的时间来消化、吸收食物，排出废物，有助于保持肠道的轻松、通畅。此外，中间加餐还能振奋精神缓解压力，保持饱腹感。

每天定时、定量进餐，以免打乱胃肠道正常的消化规律，诱发或加重相应的消化系统疾病。

加餐的食物宜选营养价值含量高且低油、低糖、低盐的食物。

如黄瓜、西红柿、胡萝卜、红薯、马铃薯、玉米、山药等非常不错的加餐食物。

### 日常饮食轻口味

胃黏膜会分泌一层黏液来保护自己，但如果吃得太咸，高浓度的盐溶液就会破坏胃黏膜的保护层。时间长了，胃黏膜受损，就会引发胃溃疡、胃炎，甚至胃癌等疾病。吃过多辛辣食物也会刺激胃肠黏膜，使黏膜充血、水肿、发炎、溃疡、穿孔甚至癌变，诱发各种胃肠疾病。常吃油腻高甜食物会加重肠胃的消化与吸收负担。

在烹制食物时，要做到少油、少盐、少糖，减少食用酸味、苦味及辛辣食物。

### 细嚼慢咽，用心享受美食

吃饭时细嚼慢咽，能使食物磨得更碎，有利于食物与消化液充分接触，使食物更易于消化，可减轻肠胃负担。另外，吃得太快，可使大脑食欲中枢饱腹感的传递速度快于吃的速度，导致不知道饱而过量进食，每口饭应至少嚼 30 次。

另外，焦躁、忧虑、悲伤、沮丧、抑郁等不良情绪也可能会使消化功能减弱，因此，进餐时保持愉悦的心情，有助于提升肠胃力。

### 傍晚进餐

由于工作或生活习惯等原因，很多家庭常在晚上 8、9 点钟才吃晚饭，这是非常不利于肠胃健康的。人体摄入食物中的一部分钙质会通过尿道排出体外，一般排钙高峰在饭后 4～5 小时。如果晚饭吃得过晚，排钙高峰到来时，人通常已经进入沉睡状态中，不易醒来，这样钙盐就会在尿道中滞留，与尿酸形成草酸钙的小晶体久而久之易形成尿路结石。

另外晚餐吃得过晚，也会影响睡眠，一般傍晚 6、7 点进食晚餐比较适宜。

## 餐后重保养

如果饭后马上睡觉，易使胃肠受压，导致消化液的分泌减少、肠道蠕动减慢，不能使食物被充分消化、吸收，易导致消化系统疾病。

餐后不宜立即运动。饭后食物集中在胃中，运动时震动胃肠，使连接胃肠的肠系膜受到牵拉，引起腹痛。因此，餐后应休息一会儿，让胃能充分消化。

餐后忌立即思考、学习或工作，因为会影响胃肠的血液供给，不利于食物的消化吸收。

餐后也不适合立即饮水，也不宜喝汽水和茶水。除了会稀释消化液外，汽水中产生的二氧化碳，会增加胃内压，导致胃急性扩张；茶水中含有大量的鞣酸，能与食物中的蛋白质结合形成沉淀，影响蛋白质的吸收，浓茶还会影响肠胃对铁元素的吸收，易诱发贫血。

## 经常补充益生菌

吃太多含糖和精制碳水化合物丰富的食物，会滋养我们胃里的有害细菌。这些细菌会在小肠中发酵食物，刺激食道内壁，引起灼烧和疼痛。

如果你有消化不良之类的不适，服用高浓度的活性益生菌可以重新平衡肠道。

含有益生菌的食物以酸奶、奶酪和酪乳为佳。酸奶中含有特殊的双歧杆菌，可用于便秘的预防和改善。奶酪，尤其是那些柔软的发酵奶酪，它们含有的益生菌可以在肠道中存活下来，增强肠道功能。

酪乳，在乳酸菌发酵的过程中能培养出很多益生菌。不过，这些益生菌不耐高温，最好直接服用，或是加入冷汤、自制沙拉酱中调味等。

另外泡菜、味噌和豆豉都含有益生菌。

此外，还可以适当补充一些红酒。它含有益生元，可以在人体生成益生菌。

## 四 有益于消化系统的健康食谱

## 食谱一：葱油藜麦拉面

食材：

◎藜麦拉面 1 块　　◎小葱 100g　　◎有机酱油 60g
◎老抽 20g　　　　◎玄米油 80g　　◎手工红冰糖 5g

做法：

1. 锅置火上，倒入玄米油烧热，加入小葱爆香。

2. 加入酱油、老抽和红冰糖，拌炒均匀，捞出备用。

3. 锅中加适量清水，大火烧开，放入藜麦拉面，煮熟捞出控水备用。

4. 在煮熟的藜麦拉面中放入适量葱油，搅拌均匀即可，剩下的葱油可放入密封罐保存。

### 营养小贴士：

藜麦：　优质藜麦的蛋白质含量高达 16% ～ 22%，是非常好的低热量、低脂肪、高蛋白的谷物。

藜麦富含多种氨基酸，其中有人体必需的九种氨基酸，而且比例适当，尤其富含植物中缺乏的赖氨酸。

藜麦含有丰富的膳食纤维，可以改善肠道健康，并能起到缓解便秘、降血脂、瘦身等功效。

由于红藜麦与黑藜麦的籽粒外膜较硬，普通人吃来很有嚼劲，但却会增加胃肠受损较严重、有炎症的患者的消化负担，可能造成胃痛症状，由藜麦制成的藜麦拉面，不但营养均衡，而且利于吸收，可以很好地解决这一困扰。

# 食谱二：糙薏仁冬瓜牛蒡汤

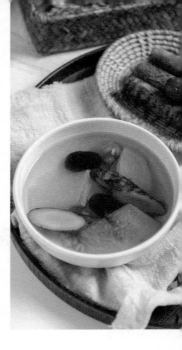

食材：

◎牛蒡 1 条　　　　　◎冬瓜（连皮带籽）250g

◎糙薏仁 40g　　　　◎姜 3 片

◎葱段 20g　　　　　◎枸杞 5g

◎大枣 3 颗　　　　　◎鲜菇粉少许

◎火麻油少许　　　　◎盐适量

◎开水 1500ml

做法：

1. 提前将糙薏仁浸泡 4 小时备用；牛蒡削皮洗净，切段备用；冬瓜洗净，切块备用；枸杞、大枣洗净备用。

2. 土锅中放入冬瓜块、牛蒡段、姜片、葱段、大枣和泡好的糙薏仁，加入开水，小火炖煮 1 小时。

3. 出锅前放入枸杞、盐、鲜菇粉、火麻油，拌匀即可。

## 🍄 营养小贴士：

牛蒡：　　牛蒡含有丰富的营养价值，有蛋白质、碳水化合物、胡萝卜素以及钙、磷、铁等营养素，并富含膳食纤维，可以促进大肠蠕动，起到预防和改善便秘的效果。

冬瓜：　　冬瓜皮具有利尿清热的作用；冬瓜籽含有植物油中的亚油酸等物质，可润泽皮肤。将冬瓜连皮带籽一起煮汤，能保留更多的营养成分。

　　　　冬瓜中的膳食纤维含量比较高，能刺激肠胃蠕动，加速粪便的排出，具有较好的润肠通便功效。

# 食谱三：紫气东来养生饭

食材：

◎黑米 200g　　　◎紫薯 130g　　　◎黑玉米粒 50g

◎紫甘蓝 50g　　　◎火麻油 5g　　　◎好水 300ml

做法：

1. 黑米提前浸泡 4 小时备用；紫薯洗净切块备用；紫甘蓝洗净，手撕成块备用。

2. 在锅中加入除火麻油外的所有食材。

3. 出锅前淋上火麻油，搅拌均匀即可。

## 🍄 营养小贴士：

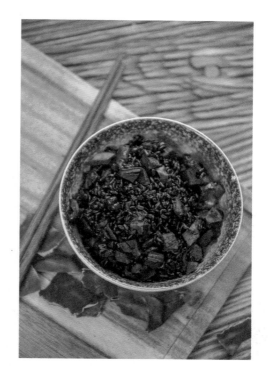

黑米：　黑米中含膳食纤维较多，黑米中的钾、镁等矿物质还有利于控制血压、减少患心脑血管疾病的风险。

火麻油：火麻油中含有丰富的亚麻酸、亚油酸和天然的双歧杆菌，可抑制幽门螺旋杆菌。适当摄入不饱和脂肪酸可以杀菌养胃，能润肠通便去口臭。

黑玉米：黑色玉米含有丰富的花青素、镁和粗纤维，不仅能有效清除人体内的自由基，可加强肠壁蠕动，促进机体废物的排泄，达到排毒通便之效。

# 食谱四：西蓝花黑麦胚芽蒸蛋

**食材：**

◎鸡蛋 1 个　　　　◎西蓝花碎 50g　　　　◎黑芝麻少许

◎黑麦胚芽粉 30g　　◎岩盐少许　　　　　◎火麻油少许

◎温水 200ml

**做法：**

1. 碗中加入鸡蛋、岩盐和温水搅拌均匀，将蛋液过筛备用。

2. 将西蓝花碎、黑芝麻、黑麦胚芽粉加入蛋液中，搅拌均匀，放入蒸锅中蒸熟。

3. 淋上少许火麻油即可。

🍄 **营养小贴士：**

| | |
|---|---|
| 黑芝麻： | 中医认为黑芝麻药食两用，具有补肝肾、滋五脏、益精血、润肠燥等功效，并可润滑肠道，促进肠道蠕动，加快排便。 |
| 西蓝花： | 被誉为"蔬菜皇冠"，富含大量维生素和膳食纤维，非常适合长期便秘人士食用。<br>西蓝花含有丰富的可溶性膳食纤维，这种成分只有在肠道才能被分解消化，对胃部造成负担，且会产生气体，导致肠胃胀气，胃病患者应慎食。<br>富含硒、酚类化合物、维生素 E、类胡萝卜素、类黄酮素、这些抗氧化的物质，都对整个消化系统非常有益。 |

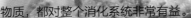

# 食谱五：清肠通便精力汤

食材：

◎大麦苗粉 5g　　　◎甜菜根 30g（带皮）　　◎香蕉半根（带皮）

◎苹果半个（带皮）　◎西梅干 30g　　　　　◎八宝综合坚果一大匙

◎营养酵母一大匙　　◎复合益生菌 1 袋

做法：

1. 将甜菜根、香蕉、苹果洗净、切块备用。

2. 将除复合益生菌之外所有食材放入破壁料理机里，高速打 1 分钟。

3. 加入复合益生菌，搅拌均匀即可。

## 营养小贴士：

大麦苗粉：含有丰富叶绿素、可溶性膳食纤维、水溶性膳食纤维和生物活性酶，可排毒通肠，改善便秘的症状。

甜菜根：含有丰富的花青素，这是一种强抗氧化剂，不仅能够减缓细胞氧化作用延缓衰老，也被证实是很多慢性炎症的天敌。

甜菜根还含有多种天然活性成分，可帮助修复人体受损的胃黏膜，阻止刺激性物质对人类胃肠黏膜产生伤害。平时多吃甜菜根能预防、缓解胃溃疡，提高肠胃消化功能，能让腹部胀痛、食欲缺乏以及消化不良等症减轻。

西梅干：西梅中富含膳食纤维和抗氧化剂。膳食纤维能促进肠道蠕动，俗称"肠道清道夫"，对防治结肠肿瘤、心血管疾病都有帮助。

# 食谱六：山药海苔饭团

食材：

◎ 有机海苔 1 大张　　　　◎ 山药 50g

◎ 三色米 50g　　　　　　◎ 三色藜麦 50g

◎ 时令蔬菜适量　　　　　◎ 苹果醋少许

◎ 岩盐少许　　　　　　　◎ 紫苏油少许

做法：

1. 三色米事先浸泡 4 小时备用；山药去皮，洗净蒸熟，捣成泥备用。

2. 将三色米、三色藜麦蒸熟，放凉后加入少许苹果醋、岩盐、紫苏油拌匀备用。

3. 将海苔铺在寿司帘上，按三色米、三色藜麦、山药泥、蔬菜的顺序铺好食材。

4. 顺着帘子，卷成卷，切块即可。

## 🍄 营养小贴士：

三色米：　可以促进肠道蠕动，防止便秘。能促进益生菌的繁殖，从而维持良好的肠道微生态环境。

　　　　　谷类中的膳食纤维大部分藏在皮层中，建议大家多吃全谷类杂粮。

铁棍山药：铁棍山药含有淀粉酶、多酚氧化酶等物质，有利于脾胃消化吸收功能，是一味平补脾胃的药食两用之品。

　　　　　山药中的黏性蛋白是食物纤维与蛋白质的结合体，具有滋润胃黏膜的功效，能够有效缓解胃痛，保护黏膜，促进创面愈合，可预防或缓解胃溃疡。

# 食谱七：豆皮炒卷心菜

食材：

◎卷心菜 300g ◎干红豆丝 10g ◎干黑豆丝 10g

◎平菇 30g ◎有机枸杞 5g ◎姜 10g

◎玫瑰岩盐 1 茶匙 ◎营养酵母 1 大匙 ◎香菇素蚝油 1 大匙

◎紫苏油 1 茶匙

做法：

1. 豆丝洗净，用水泡软备用；卷心菜洗净，切丝备用；平菇洗净，切丝备用；姜洗净，切碎备用。

2. 锅置火上，倒入紫苏油烧热，转小火炒香姜碎，再加入卷心菜翻炒片刻。

3. 加入平菇、豆丝、岩盐、蚝油拌炒 2 分钟。

4. 盛盘后洒上枸杞和营养酵母即可。

## 🍄 营养小贴士：

卷心菜： 含丰富的维生素 C、维生素 $K_1$、维生素 U，其中 $K_1$ 和 U 是抗溃疡因子，具有保护消化道黏膜的作用，是一种天然的抗溃疡食物，可改善胃病及十二指肠溃疡，缓解胃痛。

营养酵母： 有调节胃肠功能、辅助消化的作用。并含有丰富的 B 族维生素，能有效消除疲劳、增强体力，日常补充有利于身体的健康。

第四章

美

社会在不断变化、向前发展，但人们对自身美好外在形象的追求亘古未变。当今社会流行快餐文化，美容也要立竿见影。很多人都为了美而趋之若鹜，买了很多化妆品。

大多数化妆品为了保质，都含有微量的汞、防腐剂、抗生素等成分，长期使用易对人体产生不良影响，加速人体衰老。所以有人越用化妆品皮肤越差，甚至脸上出现红疹、黄褐斑等皮肤病，搞得不化妆就不敢出门。除此之外，烟酒过度、熬夜、过度减肥、不良情绪等因素也是"美丽杀手"，对容貌造成负面影响。

美丽的颜面与内环境的调养密不可分，如红润、光滑且附有弹性的皮肤，意味着人的机体内环境是健康的，而失眠、便秘、营养不良、贫血等症状困扰的机体，人的肤色、颜面多数呈现病态，身体也不会充满活力。美容除了外在的美容技术外，离不开内在的营养调理，只有内外结合，改变不良的生活习惯，才能获得真正的美丽，焕发出青春的活力。

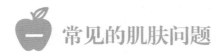 常见的肌肤问题

### 青春痘

青春痘主要好发于青少年，医学上称其为痤疮，是由于毛囊及皮脂腺阻塞、发炎所引发的一种慢性炎症性皮肤病。它也是美容皮肤科最常见的病种之一，通常好发于面部、颈部、胸背部、肩膀和上臂，以白头粉刺、黑头粉刺、炎性丘疹、脓疱、结节、囊肿等为主要表现。

长有青春痘的人，平时应多吃蔬菜水果，控制摄入甜食，因高糖的摄入会增加胰岛素的产生，进而增加雄激素的产生，也会增加另外一个细胞因子——胰岛素样生长因子，这些物质会引起皮脂腺的过度分泌，皮脂增加，使得细菌的营养增多。细菌过度增殖，会产生更多有害的东西，因而产生炎症反应，最终使痘痘加重。少摄入牛奶、动物脂肪类、油炸类、辛辣食品及烈性酒。根据自己的皮肤类型和医生的建议，选择合适的面部清洁剂和化妆品。

青春痘形成最主要的原因是雄激素水平过高，刺激皮脂腺分泌过多，阻塞皮肤毛孔继发感染所致。如果饮食中缺乏维生素 A 会使得皮肤细胞过度角化并造成皮肤充血，并导致皮肤抵抗感染的能力下降。因此，应多吃富含维生素 A 的食物，如胡萝卜、荠菜、菠菜、动物肝脏等，有益于上皮细胞增生，防止毛囊角化，消除粉刺，调节皮肤汗腺功能，减少酸性代谢产物对表皮的侵蚀；宜吃富含维生素 $B_2$ 的食物，如瘦肉、乳类、蛋类、绿叶蔬菜等，可促进细胞内的生物氧化过程参与糖、蛋白质和脂肪的代谢；还应多吃粗纤维食物，如全麦面包、玉米、笋，可促进肠胃蠕动，加快代谢。

## 皮肤粗糙、毛孔粗大

这些多数是因肌肤水油平衡失调、新陈代谢能力下降所导致的。日常的生活中，强烈的紫外线照射、干燥环境的影响、工作压力大、不良的生活习惯，如熬夜、吃快餐、吸烟等因素都会导致肌肤越来越干燥，长期得不到改善，易出现干裂粗糙的现象。除此之外，先天性因素导致的皮肤角质层增生，或者是皮肤毛囊角化的异常增多等原因也会导致皮肤粗糙。

皮肤粗糙者平时应充分为皮肤补水保湿，定期去除废旧角质。平时可多补充富含维生素 $B_3$ 的食物，如动物性食物、肝脏、酵母、蛋黄、豆类等。维生素 $B_3$ 可以抑制皮肤黑色素的形成，防止皮肤粗糙。另外，芝麻中含有丰富的亚油酸和维生素 E，可以改善末梢血管障碍，滋养皮肤，平时不妨多食用。

导致毛孔粗大的最主要原因是皮脂分泌过度，这通常由荷尔蒙分泌失调、生活压力及污染、酷热、潮湿等外界环境造成。另外，随着年龄的增长，肌肤逐渐失去弹性，毛囊四周支撑结构不足，很容易让肌肤外观看起来有许多坑洞；外油内干的肌肤状况，也会使原本细致的毛孔变得粗大；长时间的生活压力及焦虑、睡眠不足也会导致油脂过度分泌，造成毛孔粗大。

想要收缩毛孔，在饮食上可借助补充维生素 $B_6$ 来调控皮脂分泌，许多食物如香蕉、土豆和鸡蛋等，都含有丰富的维生素 $B_6$。胶原蛋白可维持皮肤弹性、防止皮肤松弛，预防毛孔粗大。含胶原蛋白丰富的食物有猪蹄、蹄筋、鸡翅、肉皮、鱼皮、软骨等。其中鱼类中的胶原蛋白吸收率较高。

## 皱纹

皱纹是指皮肤受到外界环境影响，形成游离自由基，自由基破坏正常细胞膜组织内的胶原蛋白和活性物质，氧化细胞而形成的小细纹。

皱纹提前出现的最主要原因是光线对皮肤的光化性损伤作用。研究发现，90% 以上的皮肤提前老化与不当的阳光暴晒有关。人体暴露在强烈阳光下仅仅 2 分钟，皮肤内的胶原蛋白就会被分解断裂。过量的紫外线还会增加促进细胞老化的氧自由基生成，也会破坏皮肤内的胶原蛋白。偏食或减肥过度易使皮肤失去光泽，容易产生皱纹。习惯性的脸部表情、紧张也易产生皱纹。

想要预防皱纹，平时应做好补水保湿和防晒工作，多补充一些具有抗氧化的食物，以降低自由基对皮肤的损害，预防皱纹的产生。如葡萄、番茄、菜花、蓝莓等，这些食物可阻断游离基因增生，有效延缓衰老。平时还可以多吃一些坚果，如杏仁、核桃仁等，对防止皮肤衰老能起到一定的作用。

软骨素是真皮中黏多糖基质的成分之一，是构成真皮弹性纤维最重要的物质。25 岁以后，弹性纤维的生产能力逐渐衰退，45 岁以后几乎完试全消失。因此，在发育期开始即应注意适量补充富含维生素 $B_1$ 软骨素的食物，如鱼翅、鲑鱼头、鸡、鲨鱼以及其他小鱼的软骨等。

核酸在蛋白质的合成过程中起重要作用，可促进皮肤细胞的新陈代谢。每日摄取一定量的富含核酸食品，可消除细小浅纹、光滑皮肤，如兔肉、动物肝脏、牡蛎、鱼虾、酵母、蘑菇、银耳、木耳、蜂蜜花粉等。


## 黄褐斑

黄褐斑是发生于颜面的淡褐色或褐色斑，边界清晰，边缘常不整，形如地图或蝴蝶，对称分布于额、眉、颊、鼻、上唇等处，亦能使整个面部受累及。本病多因妊娠、内分泌紊乱，口服避孕药、镇静药或日晒等引起；也可因慢性病，如肝病、结核、甲状腺疾病、附件炎、内脏肿瘤等继发本病；此外，紫外线能激活酪氨酸酶活性，使照射部位黑色素细胞增加，黑色素生成增加。

想要淡化黄褐斑，平时应做好防晒工作，慎用各种化妆品，特别是含有激素、铅、汞等有害物质的"速效祛斑霜"，这些化妆品副作用太多，严重的可导致毁容。平时远离各种辐射。

应少喝咖啡、浓茶，因其可能刺激黑色素分泌，加重色素沉着。多食富含维生素 C 的食物如猕猴桃、青椒、山楂、大枣、番茄等。维生素 C 是强效抗氧化剂，可将深色的氧化型色素转化为浅色的还原型色素，并抑制多巴醌的氧化，减少黑素的生成。

多食用富含谷胱甘肽的食物。谷胱甘肽是由谷氨酸、半胱氨酸和甘氨酸通过肽键缩合而成的三肽化合物，可抑制酪氨酸酶的活性，减少皮肤黑素的合成。谷胱甘肽含量较高的食物有新鲜水果和蔬菜，如菠萝、西瓜、草莓、番茄、黄瓜、胡萝卜、大蒜，十字花科蔬菜如圆白菜、菜花等。煮或其他热处理过程会损失部分谷胱甘肽。玉米酵母、动物肝脏、蚌壳类水产品中的谷胱甘肽含量也极为丰富。

## 色斑

紫外线是造成面部长斑的最主要原因。紫外线会使肌肤产生一种叫做麦拉宁色素的物质，这种物质会引起黑色素生成和沉淀，使晒斑出现。而且，紫外线对肌肤的危害远远不止色斑这么简单，肌肤水分的流失、衰老都与它有着关系，所以平时一定要重视防晒。肤色暗沉、色斑多与抽烟喝酒熬夜等不良生活习惯、雌激素水平高、日晒、心情不佳这些因素有关，所以保持良好的生活作息、健康均衡的饮食、严格防晒和保持乐观积极的心态，都对改善肤色有一定的帮助；这些身体内部的问题会反应在肌肤表面，诱发一系列不好的情况，这种斑点需要从内调养，并不是擦擦护肤品就可以解决的。

预防、淡化色斑应避免摄入刺激性食物，尤其咖啡、可乐、浓茶、香烟、酒等，这些食物易导致黑色素分子浮在皮肤表面，使斑点扩大及变黑。日光的暴晒或 X 线、紫外线照射过多皆可促发色斑，并使其加剧。甚至室内照明用的荧光灯也可使黑色素活性增加致使表皮基底层黑素含量增多，形成色斑，所以平时应做好防晒。每日喝 1 杯西红柿汁或常吃西红柿，对防治色斑有较好作用。西红柿中含丰富的维生素 C，被誉为"维生素 C 的仓库"。维生素 C 可抑制皮肤内酪氨酸酶的活性，有效减少黑色素的形成。

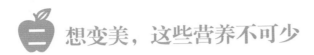 **想变美，这些营养不可少**

### 补充蛋白质，皮肤 Q 弹

蛋白质是构成表皮、真皮和保持皮肤弹性的胶原纤维的主要成分。一个蛋白质充足的健康人，她／他应该是脸色红润（血红蛋白充足）、皮肤有弹性（肌肉组织蛋白充分），抵抗力也较强。反之，一旦身体缺乏蛋白质或蛋白质丢失时，会导致肌肉塌陷，面色暗黄，头发容易枯黄、干燥，指甲软脆，整个人看上去不仅消瘦，还可能会有疲倦、贫血、抵抗力降低等表现，容易被各种大病小病缠身。补充足够的蛋白质，能够有效对抗皮肤问题，使皮肤细嫩、幼滑、有弹性。想要拥有好肤质，平时就得多吃优质蛋白。

富含蛋白质的食物有肉类、豆类、菇类，可以均衡补充蛋白质。如果需要额外补充蛋白，可以吃小分子的大豆蛋白质，因为大豆蛋白含有 8 种必需氨基酸，是优质蛋白，而且分子量小好吸收。不仅如此，大豆还含有较多的对心血管健康有益的磷脂，以及其他多种有益于健康的物质，如大豆异黄酮、植物固醇、大豆低聚糖，等等。这些物质对预防心血管疾病、防治骨质疏松、改善女性绝经期症状都有一定的积极作用。

### 常服维生素 C，皮肤白且美

维生素 C 有"美容营养素"之称，是保持肌肤健康所必不可少的营养素。维生素 C 可促进皮肤的胶原和弹性纤维的形成，保持了皮肤的弹性。皮肤生长、修补都离不开胶原蛋白，胶原蛋白的保水性使细胞可以保持充足水分而使皮肤表现为柔嫩而富有弹性。

缺少维生素 C 可使胶原蛋白合成障碍，导致皮肤弹性降低、皮肤及黏膜干燥、出现皱纹等。胶原蛋白可提高组织细胞储水功能，促进水分代谢，使皮肤保留更多的水分和其他营养物质，使代谢作用更为活跃，从而使肌肤具有更强烈的美感。氧化会对保持湿度的透明质酸酶起破坏作用，同时破坏皮肤中的胶原和弹性纤维，导致皮肤粗糙、出现褐斑、色素沉着。所以，维生素 C 能抑制皮肤内多巴胺的氧化作用，使皮肤内深色氧化型色素还原成浅色，从而抑制了黑色素的形成和慢性沉积，可防止黄褐斑、雀斑发生，使皮肤保持洁白细嫩，还能增强皮肤对日光的抵抗力，维护皮肤的白皙，并有促进伤口愈合、强健血管和骨骼的作用。另外，如果缺乏维生素 C，还容易出现紫癜、牙龈出血。

虽然市面上有很多维生素 C 饮料，但这些饮料一般含糖量较高，大量饮用会导致糖摄入过多，能量摄入过剩。这些饮料多含有防腐剂、色素、抗氧化剂、果胶、维果灵、香精、甜味剂等，可能会对健康造成损害。

常吃新鲜蔬菜和水果是摄入维生素 C 的主要途径，对调节人体血液循环，促进机体代谢，保护皮肤细胞和皮肤弹性都有益处。因此，维生素 C 被广泛运用于抗老化、修护晒伤，在美白产品中大多添加维生素 C 这一成分，帮助肌肤抵御紫外线的侵害，避免黑斑、雀斑的产生。

### 补充维生素 E，皮肤美，延衰老

人体皮脂的氧化作用是皮肤衰老的主要原因之一，维生素 E 具有抗氧化作用，能抑制脂质过氧化反应，减少脂质产生和沉积，促进入体细胞的再生与活力，延长细胞分裂周期，推迟细胞的老化过程，延缓衰老。所以，维生素 E 又被人们誉为"抗衰老维生素"，对保持皮肤代谢、防止皮肤衰老有着至关重要的作用。

维生素 E 能保护皮脂、细胞膜蛋白质及皮肤中的水分，使皮肤细嫩光洁，富有弹性，减少面部皱纹，洁白皮肤，防治青春痘。维生素 E 具有维持结缔组织弹性、促进血液循环的作用，使皮肤有丰富的营养供应，对皮肤中的胶原纤维和弹力纤维有"滋润"作用，从而改善和维护皮肤弹性。在化妆品或外用制剂中加入维生素 E，能加快皮肤的柔嫩与光泽，增进皮肤的弹性，对消除面部皱纹和色素沉着斑、延缓皮肤的衰老具有良好作用。

维生素 E 具有扩张末梢血管、改善血管微循环的作用，能促进营养成分的输送以及体内"代谢垃圾"的排泄，从而有利于"斑"的祛除。维生素 E 可改善头发毛囊的微循环，保证毛囊有充分的营养供应，使头发再生。

维生素 E 在自然界中广泛分布于动植物组织中，一般不易缺乏。维生素 E 以麦胚油、核桃油、紫苏油、火麻油、豆油、玉米油等植物油中的含量最为丰富，在绿叶蔬菜、大豆、花生仁、葵花子、麦芽、核桃、松子等食品中含量也较高，所以通过膳食即可获得足够的维生素 E。

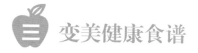

## 变美健康食谱

# 食谱一：木瓜银耳汤

**食材：**

◎ 本草银耳 2 朵
◎ 桑葚脆片 10g
◎ 营养酵母 1 大勺
◎ 木瓜 200g
◎ 黑糖蜜适量
◎ 好水 600ml

**做法：**

1. 本草银耳洗净，泡发备用；木瓜洗净，挖掉内部的籽，切块备用。
2. 锅中加入水和银耳，煮软后放入木瓜，煮 5 分钟，关火，放入黑糖蜜。
3. 出锅后撒上桑葚脆片、营养酵母即可。

 **营养小贴士：**

| | |
|---|---|
| **本草银耳：** | 本草银耳中含 18 种人体所需氨基酸，丰富的膳食纤维和银耳粗多糖，银耳多糖能提高胃部消化能修复胃黏膜，具有提高免疫力、促进消化、调理肠胃、美白润肤的功效。 |
| **黑糖蜜：** | 是一种甘蔗加工成精制糖时产生的糖浆，含有对人体新陈代谢非常有益的各种维生素、脂肪、蛋白质、有机酸、钙、铁等物质，有益于皮肤与头发健康。 |
| **桑葚脆片：** | 桑葚是水果中含天然铁最丰富的，可帮助红细胞再生，是水果中的"补血果"。含有丰富的维生素 C 和花青素，有润肤美容养颜的作用。 |

## 食谱二：藜麦毛豆沙拉

食材：

◎ 三色藜麦 150g　　　　◎ 毛豆 50g　　　　◎ 洋葱 50g

◎ 红黄彩椒粒共 50g　　　◎ 鹰嘴豆 50g　　　◎ 圣女番茄 8 颗

◎ 羽衣甘蓝 100g　　　　◎ 牛油果半颗　　　◎ 综合坚果 1 大匙

◎ 牛油果油 1 大匙　　　　◎ 苹果醋 1 大匙　　◎ 岩盐 1 小匙

◎ 黑胡椒适量

做法：

1. 藜麦、鹰嘴豆浸泡 2 小时，煮熟备用；毛豆洗净，煮熟备用。

2. 将牛油果油、苹果醋、岩盐、黑胡椒混合在一起，制作成油醋汁备用。

3. 将除油醋汁外的所有食材混合在一起后，将油醋汁淋上去即可。

### 🍄 营养小贴士：

综合坚果：　含有丰富维生素 E，可以有效缓解衰老，防止皱纹的生成。同时，它们也是
　　　　　　纯天然的抗氧化食物，具有防治血管硬化、润泽肌肤的作用，并对心脏病、
　　　　　　癌症及血管疾病有着很好地预防作用。

鹰嘴豆：　　含丰富膳食纤维和蛋白质，能提供饱腹感，有助于控制体重。
　　　　　　鹰嘴豆含有异黄酮，有防止癌细胞的增殖、促使癌细胞死亡的作用，并且还
　　　　　　能平衡荷尔蒙水平，延缓女性细胞衰老，减少骨质流失，减轻女性更年期
　　　　　　症状。

# 食谱三：减脂美人汤

食材：

◎ 糙薏仁 40g ◎ 铁棍山药 100g ◎ 黄瓜 100g
◎ 本草银耳 2g ◎ 干腐竹 10g ◎ 有机枸杞 20 粒
◎ 玫瑰盐少许 ◎ 鲜菇粉少许 ◎ 营养酵母少许
◎ 南瓜子油适量

做法：

1. 山药洗净，保留外皮，切段备用；黄瓜洗净，保留外皮，切块备用；糙薏仁浸泡 1 小时备用；银耳、干腐竹泡发备用。
2. 将所有食材置入锅中，倒入适量好水，大火烧开，转小火煮半小时。
3. 放入枸杞、玫瑰盐、鲜菇粉，搅拌均匀。撒上营养酵母，滴入少量南瓜子油即可。

### 营养小贴士：

黄瓜：　虽然黄瓜皮有些粗糙且带有略微苦味，但这暗绿的瓜皮却是精华所在。植物所含的植物生化素大部分都在表皮中，它们有着能增强免疫力的抗氧化剂和维生素C，不仅有助排毒还能防止便秘，还有抗菌消炎的作用。

糙薏仁：　市面上贩售的白薏仁，营养成分最多的麸皮已被去掉，大大降低了薏仁的营养密度，所以应选择未经过度加工的糙薏仁。糙薏仁具有调整免疫抗过敏的功效，具有消水肿、帮助消化吸收的作用，可预防青春痘与皮肤粗糙老化现象的发生，并能减少和淡化色斑。

# 食谱四：西蓝花竹荪

食材：

◎干竹荪 10g　　　◎西蓝花 100g　　　◎葱末少许

◎姜末少许　　　　◎蒜末少许　　　　◎甘草豆豉酱或梅子腐乳 1 大匙

◎岩盐少许　　　　◎鲜菇粉少许　　　◎白胡椒粉少许

◎料酒适量　　　　◎紫苏油 5g

做法：

1. 竹荪泡发备用；西蓝花事先浸泡 5 分钟，洗净切小块备用。
2. 锅置火上，倒入紫苏油烧热，转小火，加入香葱、姜、蒜末和甘草豆豉酱或梅子腐乳炒香。
3. 加入西蓝花炒 3 分钟，再加入竹荪炒 1 分钟。
4. 撒上少许岩盐、鲜菇粉、白胡椒粉调味即可。

### 🍄 营养小贴士：

西蓝花：　富含抗氧化维生素 C 及胡萝卜素，是很好的抗衰老和防癌食物。经常食用西蓝花，不仅能促进健康，还能让肌肤重现活力，延缓衰老。

竹荪：　　含有多种维生素和钙、磷、钾、镁、铁等矿物质，可有效减少脂肪在人体内的堆积，提高肝细胞活性，帮助身体代谢毒素，排毒养颜。经常食用竹荪可以淡化色斑，也能预防皱纹生成，能起良好的美容作用。

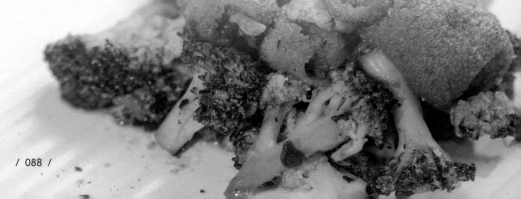

# 食谱五：瘦身绿拿铁

食材：

◎ 红薯叶 30g
◎ 紫甘蓝 30g
◎ 菠萝块 100g
◎ 苹果块 50g
◎ 猕猴桃 1 个
◎ 奇亚籽 1 大匙
◎ 八宝综合坚果 2 大匙
◎ 营养酵母 1 大匙
◎ 大麦苗粉 5g
◎ 大豆蛋白粉 1 大匙
◎ 植物甾醇 1 小袋
◎ 冷开水适量

做法：

1. 菠菜洗净，备用；红薯叶洗净，备用；猕猴桃去皮，切块备用。
2. 锅中加适量清水，大火烧开，放入菠菜和红薯叶，氽烫 1 分钟，捞出控水备用。
3. 将所有食材放入破壁调理机中，加水至食材的 7 ~ 8 分满，打 1 分钟即可。

## 营养小贴士：

红薯叶： 富含维生素 C，维生素 C 是一种高效的抗氧化剂，能帮助清除体内自由基，抑制酪氨酸酶的形成，从而达到美白淡斑、延缓衰老、养颜护肤的功效。红薯叶富含植固醇，可改善更年期症状。红薯叶膳食纤维含量高，可以增加饱腹感，延缓食物的消化速度，起到瘦身、排毒等作用。

猕猴桃： 具有丰富的营养价值，被誉为"水果之王"、"维 C 之冠"，其所含的维生素 C 和维生素 E 不仅能美丽肌肤，而且具有抗氧化作用，可有效增白皮肤，消除雀斑和暗疮，增强皮肤的抗衰老能力。

具有良好的抗氧性，可促进皮肤新陈代谢、抑制皮肤炎症，防日晒红斑、皮肤老化，还有生发、养发之功效。

# 食谱六：养颜精力汤

食材：

◎ 豌豆苗 10g　　　　　◎ 苜蓿芽 10g

◎ 卷心菜 30g　　　　　◎ 苹果半个

◎ 香蕉 1 根　　　　　　◎ 凤梨 100g

◎ 猕猴桃 1 个　　　　　◎ 桂圆肉 5g

◎ 奇亚籽 1 大匙　　　　◎ 营养酵母 1 大匙

◎ 大豆蛋白粉 1 大匙　　◎ 甜菜根粉 5g

◎ 蔓越莓益生菌 3g

做法：

1. 豌豆苗和苜蓿芽洗净，沥水备用；卷心菜洗净，切丝备用；苹果洗净，切块备用；香蕉洗净，保留外皮，切段备用；凤梨和猕猴桃去皮，切块备用。

2. 将除蔓越莓益生菌外的所有食材放入破壁机中，打 40 秒钟，加入蔓越莓益生菌，搅拌均匀即可。

🍄 营养小贴士：

豌豆苗：　含有丰富的蛋白质、膳食纤维及 β - 胡萝卜素、维生素 C、钙、磷、铁等矿物质和人体必需氨基酸，具有抗氧化、防衰老、帮助排毒养颜等效果。

苜蓿苗：　富含维生素 E 和铁元素，可预防衰老和贫血，对改善关节炎、皮肤粗糙、黑斑也十分有效。

甜菜根粉：甜菜根中含有一种皂角甙类物质，可把肠内的胆固醇结合成不易吸收的混合物质而排出，能帮助排毒瘦身。
　　　　　甜菜根营养丰富，可预防贫血、延缓衰老，对提升精力和体力也有一定帮助。

# 食谱七：百合薏仁绿豆浆

食材：

◎ 糙薏仁 50g　　　◎ 绿豆 50g　　　◎ 百合 50g

◎ 本草银耳 50g　　◎ 原色冰糖 1 大匙　◎ 营养酵母 1 大匙

◎ 温开水 350ml

做法：

1. 糙薏仁、绿豆洗净，浸泡 4 小时备用；银耳、百合洗净，浸泡 30 分钟备用。
2. 将银耳、百合、糙薏仁和绿豆蒸熟备用。
3. 将除营养酵母外的所有材料放入破壁机，打 2 分钟。
4. 加入营养酵母，搅拌均匀即可。

## 🍄 营养小贴士：

绿豆：　富含维生素、淀粉酶、氧化酶、铁、钙、磷等多种营养成分，常饮绿豆汤能帮助排泄体内毒素，促进机体的正常代谢，并改善色斑、雀斑、汗疹、粉刺等各种皮肤问题。

百合：　百合性微寒、味甘，具有润燥清热的作用，可辅助治疗肺燥或肺热咳嗽等症状，并有美容护肤、祛黑淡斑、抗皱防衰等功效。

本草银耳：银耳高纤、低热量，具有美白作用，预防老年斑的效果尤为明显。银耳所含的多醣体能刺激淋巴细胞转化，提高机体的免疫功能。

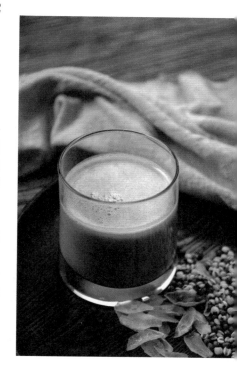

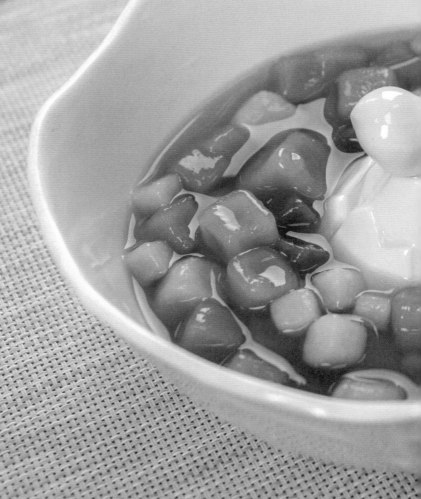

# 第五章

# 呼吸系统

一个健康的人可以几天不吃东西，甚至不喝水，仍然可以维持生命，但是没有一个人能 5 分钟不呼吸。没有人可以否认呼吸系统对于维持生命的重要意义。

人体呼吸系统是个对外开放的系统，比其他人体系统更容易患病，因为呼吸系统在人体的各种系统中与外环境接触最频繁，接触面积大。一个成年人即使在安静的状态下，每天也有约 10000 升空气经呼吸道进出肺，而活动后该数据还会成倍增加，这是人体吸收氧气、排出二氧化碳的生理过程。

正常情况下，呼吸系统的气管、支气管黏膜上皮细胞、杯状细胞和腺体构成纤毛黏液的排送系统，使呼吸道具有很强的净化防御功能。其分泌的黏液中含有溶菌酶、补体、干扰素和分泌型 IgA 等免疫活性物质，与支气管黏膜和肺巨噬细胞共同构成强有力的防御系统，抵抗或消除病原微生物的入侵。

我们可以选择吃什么样的食物，喝什么样的水，却无法选择自己呼吸什么样的空气。随着社会的发展，空气污染加剧，工业废气、汽车尾气排放增加，空调机的真菌、都市绿化的某些花粉孢子的散布，以及室外环境的不良，外界环境中的有机或无机粉尘，包括各种微生物、异性蛋白过敏原、尘粒及有害气体等皆可通过呼吸进入呼吸道、肺部，引起各种病害。尤其当机体抵抗力和免疫功能下降.或者呼吸道的自净和防御功能削弱时，就会导致呼吸系统疾病的发生。除了在家中放置空气净化器外，也可以携带便携式的负离子空气净化器。

呼吸系统疾病不是独立的，它和很多系统的病变都有关系。身体其他器官的病原体也可通过淋巴和血液循环播散到肺部；全身器官的疾病如自身免疫性疾病、血液、代谢等疾病也可累及肺脏；肺与心脏有血流动力学的关系，两者的病变也相互影响，因此，维护呼吸系统健康具有非常重要的意义。

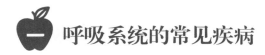# 一 呼吸系统的常见疾病

## 咳嗽

咳嗽是呼吸系统疾病最常见的症状之一，发生频率很高。调查表明，呼吸专科就诊患者中，95%因咳嗽来就诊。引起咳嗽的原因很多，一般以物理性刺激居多。主要包括吸入烟雾、灰尘、异物等。

咳嗽是人体的一种防御机制，具有排痰和清洁气道的重要作用。只要痰液或异物排出就可自行缓解，不需进行镇咳治疗。如果在病因未得到控制时就盲目镇咳，气道内大量的分泌物难以排出，反而会加重病情。但对于严重的咳嗽，如剧烈干咳或频繁咳嗽在影响休息或睡眠时，可遵医嘱适当给予镇咳治疗。

我们平时应保持良好的家庭环境卫生，使室内空气流通，保持一定的湿度，控制和消除各种有害气体和烟尘，以免诱发咳嗽；要戒烟或者避免吸入"二手烟"，这些有害烟雾进入呼吸道后，除了能直接刺激"咳嗽受体"引起频繁的咳嗽外，还会刺激黏膜产生大量黏液，使纤毛无法向喉头方向摆动，不利于呼吸道清除有害因子，导致空气中的细菌容易在其中繁殖，破坏气管、支气管黏膜乃至管壁，形成慢性气管、支气管炎等，可引起慢性咳嗽等疾病。

在饮食上，可多食用含有维生素A的食物。维生素A是免疫系统必需的营养元素，能帮助发炎的黏膜恢复正常，可抗感染和强化免疫系统，保护或修复呼吸道上皮细胞，预防咳嗽或改善咳嗽的症状。富含维生素A的食物有胡萝卜、甘蓝菜、菠菜、南瓜、西蓝花等。

## 哮喘

哮喘是呼吸系统最常见的变态反应性（俗称过敏性）疾病，目前哮喘已成为全球性的疾病，可发生于任何年龄，而且发病率呈逐年上升趋势。

哮喘主要与过敏体质、空气污染、大量接触过敏源等有关。哮喘和过敏常常伴随一起发生。它们之间有关联，但二者却是不相同的两种情况。吸入花粉、真菌、宠物的皮屑、尘螨等过敏原物质，都会引发哮喘症状。

典型的哮喘发作前一般有先兆症状如打喷嚏、流涕、咳嗽、胸闷等，如不及时处理，可出现呼吸困难，甚者端坐呼吸时干咳或咯白色泡沫样痰，甚至出现口唇发紫。这些症状不仅严重影响着患者的生活质量，如不及时治疗还会威胁患者的生命。有的哮喘会随季节的变化有高发的趋势，而有的哮喘会因为对某种物质过敏而常年存在，顽固的症状让人苦不堪言。

哮喘患者要尤其注意生活环境的过敏源，在花粉高峰期，应尽量减少外出，并关好室内门窗；若无法避免，可预先用花粉阻断剂涂抹鼻腔或戴口罩；尽量不要在家里饲养小动物，并避免去养有宠物的亲友家中做客；保持室内干燥、卫生的环境。潮湿、肮脏的环境有利于尘螨繁殖，因此浴室和厨房内要注意通风，去除其他一切可以产生湿气的物品（如鱼缸）。定期用热水烫洗被单、枕套、毛毯等，或放太阳下晒。卧室不要用地毯，不要用纺织品覆盖家具等。

在饮食上，要避免摄入鱼、虾、蛋类、牛奶等易于过敏的食物；避免进食刺激性食品和产气食物，如辣椒、花椒、芥末、咖喱粉、咖啡、浓茶等，进食过多可能引发哮喘，应尽量不吃。

哮喘患者平时适当进食一些具有止咳平喘效果的食物，如白果、百合、萝卜等；多食些含有丰富的各种维生素的水果和蔬菜；镁有助于缓解肺部肌肉的支气管痉挛，由于正是这种痉挛导致了呼吸通道狭窄，所以多补充镁含量丰富的食物（如紫菜、小米、香蕉等）可以帮助呼吸道扩张，有助于缓解哮喘症状，减少发作次数。

**急性支气管炎**

急性支气管炎是一种常见的呼吸系统疾病，多由病毒或细菌感染、物理及化学性刺激或过敏反应等对支气管黏膜所造成的急性炎症。常因受凉或过度疲劳导致上呼吸道防御功能减低引起，故好发于寒冷季节、气候突变时或过度劳累后，也可由急性上呼吸道感染迁延所致。

饮食宜清淡，忌辛辣鱼腥油腻煎炸刺激性食物，长期大量咳痰者蛋白质消耗较多，应予高热量、高糖、充足维生素和无机盐饮食。发病初期可多食清凉之品，如黄瓜、冬瓜、丝瓜等；如恶寒发热明显，可配合大葱、生姜、芥菜等以发表祛邪；咳嗽痰多时，应选用理气化痰之食物，如萝卜、橘皮、柚子皮等。

适当补充水分。发热期应食用流质、半流质饮食，如稀粥、面食、饮料、菜汤、果汁等；恢复期可改为易消化的软食或普通食物。


**慢性支气管炎**

慢性支气管炎是指气管、支气管黏膜及其周围组织慢性非特异性炎症。临床上以长期咳嗽、咳痰或伴有喘息及反复发作为特征。正常人24小时痰量不超过5毫升。而慢性支气管炎患者24小时痰量可达数十毫升，甚至100毫升以上。

慢性支气管炎患者应戒烟、戒酒，并避免其他环境污染因素的影响。平时应经常进行体育锻炼，运动可使胸廓的活动度增加，肋软骨钙化推迟，不但有延缓呼吸器官衰老的作用，还可使老年性慢性支气管炎的发病率下降。户外空气新鲜，刺激性的飘浮物少，户外活动可使肺内气体与新鲜的外界空气进行充分的交换，从而减少对肺的不良刺激，减轻慢性支气管炎的症状。

慢性支气管炎病程长，反复发作，蛋白质消耗多。蛋白质不足会影响受损的支气管的修复、抗体和免疫细胞的形成。维生素 A 和维生素 C 能增强支气管的黏膜上皮细胞的防御能力，维持正常的支气管黏液分泌和纤毛活动。因此，慢性支气管炎患者在日常饮食应注意补充营养，清淡为宜，多吃新鲜的蔬菜和水果，如梨、金橘、苹果、百合、核桃、萝卜、蜂蜜等。

## 肺炎

肺炎指终末气道、肺泡和肺间质的炎症，可由病原微生物、理化因素、免疫损伤、过敏及药物所致。细菌和病毒感染是导致肺炎的最主要原因。但细菌性肺炎是最常见的肺炎，也是最常见的感染性疾病。

轻症肺炎患者应戒烟、注意休息，多饮水并保持室内空气流通；痰液黏稠不易咳出者，可使用气道雾化，以稀释痰液，促进痰液排出。

营养不良会使肺脏保护膜变得较薄，使细菌较容易侵入。因此应适当摄入高热量、高蛋白质食品来补充体力。蛋白质有提高免疫力的作用，应该充分补充。肺炎期间维生素的消耗量也会增加，必须增加摄取量。对预防肺炎有益的食品有牛肝、麻酱、猪肉、虾皮、奶制品等。

同时，应少吃油腻厚味的食物，如肥肉、烧鸡、烧鸭、猪蹄等。肺炎患者的消化能力下降，油腻厚味的食物难消化，会加重胃的负担，易导致营养吸收障碍；忌吃刺激性食物，如大蒜、辣椒、生姜、胡椒粉、芥末等，患者的气管黏膜如果受到刺激会加重咳嗽、哮喘、心悸、胸闷等症状，甚至还可能诱发哮喘。

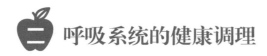 **二 呼吸系统的健康调理**

### 清除过多自由基

自由基（Free radical）是人体生命活动中各种生化反应的中间代谢产物，具有高度的化学活性，是机体有效的防御系统，若不能维持一定水平则会影响机体的生命活动。

自由基是无处不在的，既有来自体内的，也有来自外界的，外界环境中的阳光辐射、空气污染、吸烟、农药等都会使人体产生更多活性氧自由基。自由基攻击人体的途径是多方面的，当人体中的自由基超过一定的量并未能得到及时清除和控制时，这些自由基就会乱跑乱窜，去攻击各种细胞膜从而使膜结构的完整性受到破坏，还会与血清抗蛋白酶发生反应，甚至去跟基因抢电子。由自由基引起的脂质过氧化反应还会产生更多的自由基，对我们的身体造成各种各样的伤害，产生各种各样的疑难杂症，引起细胞器甚至 DNA、RNA 等广泛损伤，导致各种疾病发生，如肿瘤、糖尿病、老年痴呆等。

食品能清除自由基，是因为食品中有一些特殊功能性成分能够抗氧化，如水果中的维生素、植物中的多酚类化合物，都具有一定的清除自由基作用。

维生素 E：食物来源包括黑芝麻、南杏仁、葵花籽、菠菜、猕猴桃、番茄、西蓝花。

维生素 C：食物来源包括芽苗菜、蔓越莓、花椰菜、甜椒、卷心菜、萝卜、青菜、番茄。

β - 胡萝卜素：食物来源包括胡萝卜、红薯、甜菜根、冬瓜、菠菜、羽衣甘蓝、哈密瓜和杏子。

番茄红素：食物来源是番茄、枸杞、红葡萄柚、番石榴，木瓜等。

硒：食物来源包括综合坚果、腰果、糙米、金钱菇、燕麦和菠菜。

多酚：食物来源有蓝莓、芹菜、番茄、桃、苹果、梨、橙子、鹰嘴豆。

Omega-3脂肪酸：亚麻籽（亚麻籽油）、火麻籽（火麻油）、奇亚籽、综合坚果。

姜黄素：姜黄粉。

### 排除重金属

随着环境污染的日益恶化，重金属已开始成为困扰国人健康的因素之一，虽然看不见、摸不到，但重金属会经由呼吸、饮食或接触等方式进入人体，与人体中的蛋白质、核酸结合，就会导致基因突变，影响细胞遗传，导致畸胎或癌症或引发各种慢性疾病，造成严重后果。

饮食中要摄取足够的半胱氨酸和矿物质硫，鸡蛋、鸡肉、鱼、葱、蒜、萝卜即是良好的食物来源。而葡萄、绿茶、姜黄、穿心莲、啤酒花所含有的抗氧化营养素可以促进身体基因表现，刺激金属硫蛋白生成。维生素C、维生素A、1.25（OH₂）维生素D₃、矿物质锌、铜、钙、脂肪酸都是诱发金属硫蛋白生成的营养素。除此之外，平时还可以多吃十字花科蔬菜（如卷心菜、花椰菜、甘蓝等），保持肠道功能正常，减少肠道对毒素的吸收。

偶尔在浴缸中加入2～3杯泻盐进行泻盐浴，不仅可以缓解肌肉疼痛、酸痛，还能帮助身体加速排出盐分和有毒物质，同时促进体内的矿物质和硫平衡。需要注意的是，在泡泻盐浴的过程中不要使用肥皂，因为肥皂的成分可能会干扰矿物质的作用和排毒过程。泡完澡后，应尽量休息一至两小时。

### 补充萝卜硫素

据报道，美国研究人员在人类及小鼠身上的试验显示，十字花科植物富含的萝卜硫素有助清除肺部有害细菌，因其能激活一种名为 NRF2 的信号通道。这种信号通道一旦不能发挥作用，人体巨噬细胞就无法清除肺部的死亡细胞及外来细菌，从而使肺部无法保持清洁，导致感染。吸烟者及慢性阻塞性肺病（慢阻肺）患者的巨噬细胞都失去了这种清理功能。研究人员利用萝卜硫素治疗小鼠后，它们肺部的细菌开始逐步得到清理，并增强了现有巨噬细胞的功能。

换言之，萝卜硫素有益于肺部清理，也能够使致癌过程在某些程度上变慢，甚至阻断，同时对身体中的抗癌成分有加强和促进的作用。萝卜硫素在西蓝花、圆白菜、芥蓝等十字花科植物中含量丰富，平时可适量食用。


## 多呼吸负离子

负离子被誉为"空气维生素和生长素"，具有抗氧化、防衰老、清除体内自由基、降低血液黏稠度等效果。其浓度是衡量和评价空气质量高低的一个重要指标。

人呼吸到负离子后，通过肺泡进入血液，到达全身各处，能促进新陈代谢，加快机体生长发育。负离子能调节神经系统的兴奋和抑制状态，改善大脑皮层功能；能促进血液循环，使红细胞和血红蛋白量增加，加速肌肉内积酸的运输，从而消除疲劳；还能增强肺部功能，提高机体免疫能力；还可使人镇静、改善睡眠、降低血压。负离子对人体具有很好的生物和生理效应，经常呼吸负离子，可以提高人的肺活量，对改善哮喘等呼吸系统疾病，改善情绪波动、改善睡眠有一定功效。

近年来，随着工业的高速发展，空气受到了严重的污染。而深山、瀑布、海边等地每立方厘米空气中所含负离子可达 2000 多个。生活在都市的人，可选择周末或假期去郊外、森林呼吸充满负离子的清新空气。

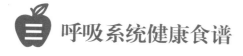 呼吸系统健康食谱

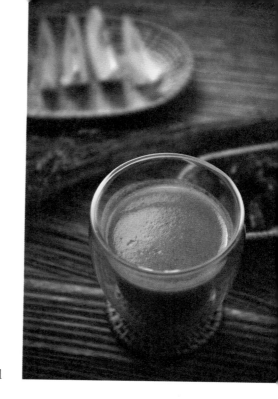

## 食谱一：润肺精力汤

**食材：**

◎梨 1 个　　　　　　◎百合 10g

◎本草银耳 10g　　　◎椰枣 10g

◎大豆蛋白粉 2 大匙　◎小分子好水 450ml

**做法：**

1. 银耳、百合洗净，泡发备用；梨洗净，切块备用。

2. 将银耳、百合、梨放锅中蒸熟备用。

3. 将所有食材放入破壁机中，打约 1 分钟即可。

### 营养小贴士：

梨：　　有润肺止咳、滋阴清热的功效，对急性气管炎和上呼吸道感染的患者出现咽喉干、痒、痛、音哑、痰稠、便秘、尿赤等症均有良好的改善作用。

生梨性属寒凉，蒸熟后服用不仅可去其寒性，而且滋阴养肺效果更强，对嗓子也具有良好的润泽保护作用。

椰枣：　椰枣所含纤维非常柔软，易于消化，不会对敏感的胃肠造成伤害，可缓和胃溃疡，并具有补中益气、止咳润肺、化痰平喘的功效。

# 食谱二：太极木耳糊

**食材：**

◎银耳 100g     ◎黑木耳 130g     ◎去核红枣 50g

◎枸杞 30g     ◎黑糖半米杯     ◎热水 1200ml

◎三七粉 2g

**做法：**

1. 银耳和黑木耳洗净，泡发后蒸熟备用。
2. 将所有食材放入破壁机中，打 2 分钟即可。

**🍄 营养小贴士：**

黑木耳： 含有丰富的蛋白质、铁、钙、维生素、粗纤维，还含有多种有益氨基酸和微量元素，被称之为"素中之荤"。具有滋补润燥、养血润肺的作用，还可以提高人体免疫力。

银耳： 性味甘平，具有滋阴润肺、养胃生津的功效，也有活血补脑、增强细胞免疫功能等作用，自古以来被视为延年益寿的珍品。在临床上也常用于治疗肺热咳嗽、肺燥干咳、咳痰带血、胃肠燥热、便秘以及血管硬化、高血压等症状。

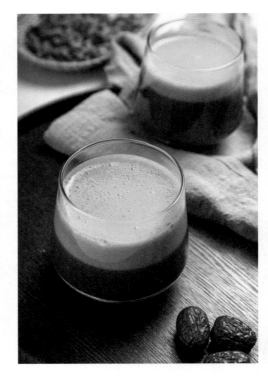

# 食谱三：山药牛蒡彩椒

食材：

◎本草银耳 10g　◎铁棍山药 100g　◎牛蒡 100g　◎彩椒 100g

◎岩盐少许　◎鲜菇粉少许　◎橄榄油少许

做法：

1. 银耳洗净，浸泡发备用；山药、牛蒡洗净，切片备用；彩椒洗净，切块备用。
2. 锅置火上，倒入橄榄油烧热，加入山药、牛蒡翻炒至熟。
3. 加入银耳、彩椒煸炒 3 分钟。
4. 加入岩盐、鲜菇粉拌炒均匀即可。

## 营养小贴士：

**铁棍山药：** 富含蛋白质、糖类、维生素、脂肪、胆碱、淀粉酶等营养成分，还含有碘、钙、铁、磷等人体不可缺少的无机盐和微量元素。中医认为，铁棍山药具有补脾养胃、润肺益肾、调补气虚、增强体力的功效，可用于调理肺虚久咳之症。

牛蒡富含蛋白质、纤维素、铁、钙等维生素和矿物质，能提升体内细胞活力。

作为一种粗纤维植物，牛蒡能清除体内垃圾和毒素，改善体内循环，有一定的利咽清热、抑制发炎的作用。

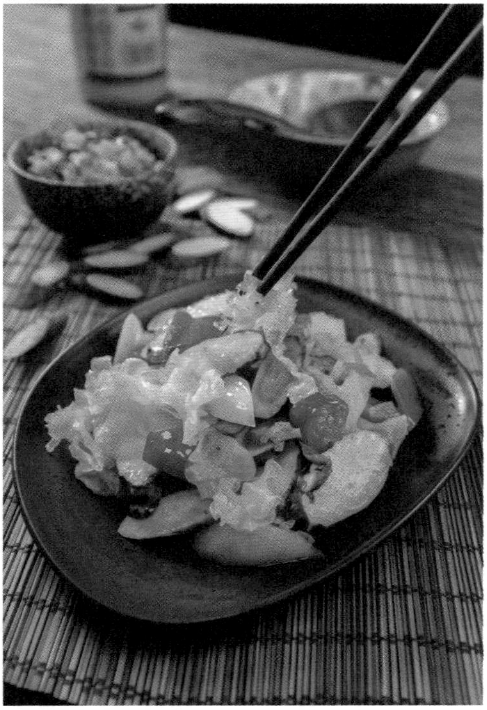

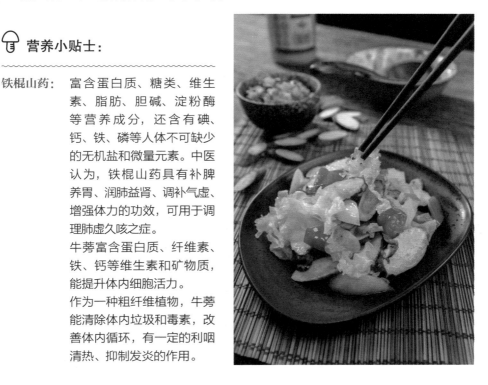

# 食谱四：修护精力汤

**食材：**

◎莲藕 80g　　　　◎胡萝卜 30g　　　　◎白萝卜 30g

◎纯藕粉 10g　　　◎黑胡椒少许　　　　◎小分子好水 800ml

**做法：**

1. 将莲藕、胡萝卜和白萝卜洗净，切块备用。

2. 将胡萝卜、白萝卜、莲藕加入锅中，大火烧开，小火炖煮 1 小时。

3. 加入纯藕粉勾芡，再煮 5 分钟，撒上黑胡椒粉即可。

### 🍄 营养小贴士：

莲藕：　　营养价值很高，富含铁、钙等微量元素，植物蛋白质、维生素以及淀粉含量
　　　　　也很丰富，有补益气血、清热解燥，润肺止咳、增强人体免疫力的作用。

胡萝卜：　富含维生素 A，是免疫系统必需的营养元素，能帮助发炎的黏膜恢复正常，
　　　　　可抗感染和强化免疫系统，保护或修复呼吸道上皮细胞，预防咳嗽或改善咳
　　　　　嗽的症状。

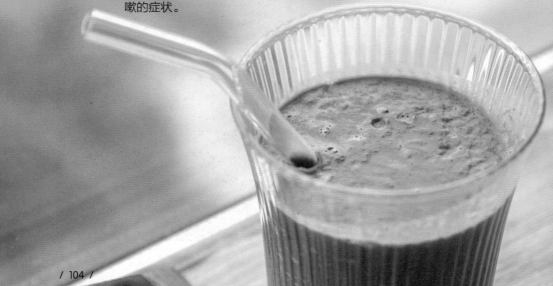

# 食谱五：桂花坚果莲藕羹

食材：

◎纯藕粉 10g　　　◎混合坚果 25g　　　◎桂花 5g

◎冷水 15ml　　　◎开水 200ml

做法：

1. 将坚果切碎，放进大碗内；加入桂花和纯藕粉，搅拌均匀备用。
2. 在碗中先倒入冷水，搅拌均匀；再倒入开水，迅速搅拌均匀即可。

## 🍄 营养小贴士：

纯藕粉：　含有多种维生素、膳食纤维以及富含钙、磷、铁等矿物质，具有清热润肺、滋阴养胃、健脾益气等效果，能有效缓解慢性咽炎引起的咽干、咽痒、声音嘶哑，支气管炎、咳嗽不止，鼻咽癌放疗引起的口干等症状。

桂花：　所含的芳香物质能够稀释痰液，促进呼吸道痰液的排出，具有化痰、止咳、平喘等作用。

# 食谱六：芋圆

**食材：**

◎紫薯 50g        ◎铁棍山药 50g        ◎南瓜 50g

◎纯藕粉 100g      ◎黑糖桂圆红枣姜茶 1 块      ◎牛奶适量

**做法：**

1. 紫薯、山药、南瓜洗净去皮，切块，蒸熟备用。

2. 将蒸熟的紫薯、山药、南瓜用破壁机打成泥，备用。

3. 在紫薯泥、山药泥、南瓜泥分别加入 25g、25g、50g 纯藕粉，揉成光滑无颗粒面团。

4. 将三种面条均搓成长条状，用刀切成小粒，备用。

5. 锅烧开水，放入小粒面团，待小粒面团飘起后，加入一块黑糖桂圆红枣姜茶，再次煮开即可

## 🍄 营养小贴士：

| | |
|---|---|
| 纯藕粉： | 含有多种维生素、膳食纤维以及富含钙、磷、铁等矿物质，具有清热润肺、滋阴养胃、健脾益气等效果，能有效缓解慢性咽炎引起的咽干、咽痒、声音嘶哑，支气管炎、咳嗽不止，鼻咽癌放疗引起的口干等症状。 |
| 黑糖桂圆红枣姜茶： | 含有人体必需的矿物质和微量元素，有很好的驱寒作用，可发汗解表，温中止呕，温肺止咳。 |

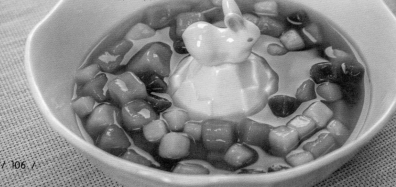

# 食谱七：南瓜富硒腰果浆

**食材：**

◎ 有机南瓜半只　　　◎ 富硒腰果 50g　　　◎ 糙米饭 180g

◎ 营养酵母 3 大匙　　◎ 岩盐少许　　　　　◎ 鲜菇粉少许

◎ 黑胡椒少许　　　　◎ 开水 500ml

**做法：**

1. 南瓜刷洗干净，保留籽皮，切块，上锅蒸熟备用。

2. 将糙米饭、南瓜放入破壁机，打 2 分钟。

3. 加入腰果、盐、鲜菇粉、胡椒粉，打半分钟，以保留腰果颗粒口感。

4. 喝前洒上营养酵母即可。

## 营养小贴士：

**南瓜：** 富含氨基酸、活性蛋白、类胡萝卜素以及人体所必需的多种微量元素。中医认为，南瓜性温，能润肺益气、化痰治咳，具有很好的食疗作用。

**富硒腰果：** 含丰富的维生素 A，是强效的抗氧化剂，能使皮肤有光泽，并帮助修复上呼吸道。中医认为腰果味甘，性平，无毒，可调理咳逆、心烦、口渴、除痰、伤寒清涕、咳逆上气等症。

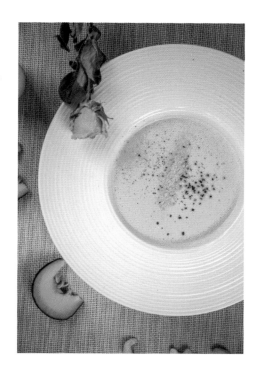

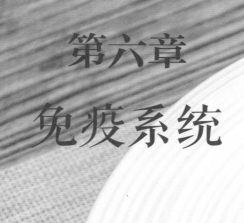

# 第六章

# 免疫系统

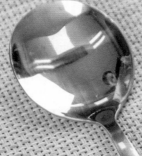

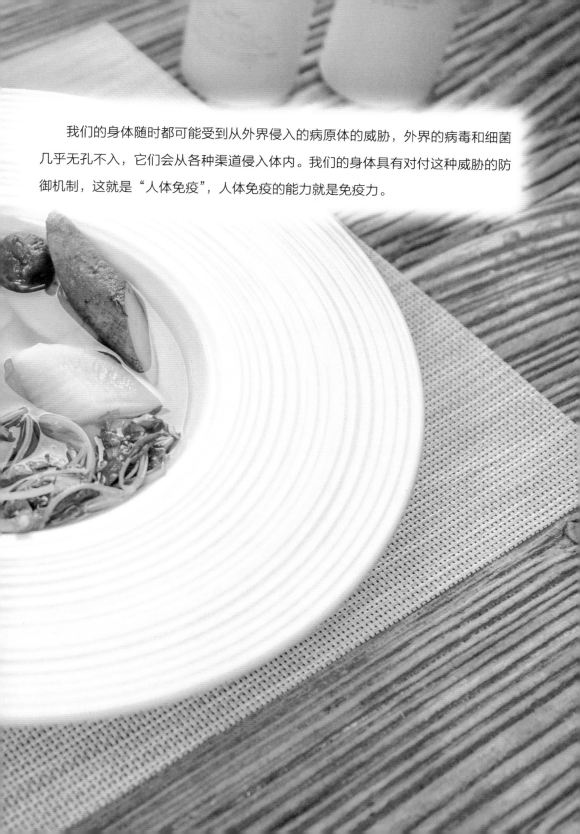

我们的身体随时都可能受到从外界侵入的病原体的威胁，外界的病毒和细菌几乎无孔不入，它们会从各种渠道侵入体内。我们的身体具有对付这种威胁的防御机制，这就是"人体免疫"，人体免疫的能力就是免疫力。

### 免疫力的种类

免疫可分为两大类，一是先天性免疫，二是后天免疫力。

先天性免疫力是非特异性的，是机体与生俱来的维护健康的功能。这种免疫本能地对所有外来物质、病菌、异物等具有排异和吞噬作用，它包括体表屏障、血脑屏障、血胎屏障、细胞吞噬作用以及人体正常体液和组织中的抗菌物质。

后天免疫力又称获得性免疫力，由人在生活过程中自然获得或通过注射疫苗得到的，由血液中的抗体、蛋白质产生，可以抗击身体中的外来物质。它具有特异性，即对某一种疾病具有免疫作用，比如患了肝炎后对肝炎有免疫力，是在肝炎病原体刺激下机体内产生了抗肝炎的抗体，故而对肝炎有免疫力。

新生儿对有些疾病的免疫力则是被动免疫，其抗体是在胎儿期从母体通过胎盘获得的。婴儿出生后，其免疫力可以持续一年。吃母乳的婴儿可以从母乳中获得对某些疾病的免疫力。

### 免疫力的功能

免疫力主要有三个方面的功能。首先是防御能力，能保护机体不受损害，帮助机体消灭外来细菌、病毒以及预防疾病；其次是清洁能力，能不断清除衰老、损伤、死亡的细胞，保持体内的净化更新；第三是监控能力，能及时识别和清除染色体畸形或变异的细胞，预防癌症的发生。

在正常情况下，人体免疫系统会将人体免疫力调整到一个合适的水平。但这并不表示人体免疫力始终不变，除受遗传、年龄等因素影响外，人体免疫力还会受到饮食、运动、心理等方面的影响。

专家指出，不良的生活习惯是导致现代人免疫力低的重要原因，如缺少睡眠、吸烟酗酒、暴饮暴食、久坐不动、过度劳累、心灵脆弱、滥用抗生素等。正是这些不良习惯，导致许多人免疫力低下，轻则亚健康、感冒等小毛病不断，重则被各种"富贵病"（如高血压、高血脂、糖尿病、肥胖症等）

和癌症所困扰。

### 免疫力低下的表现

当你的身体出现以下的这些症状时，就说明你需要提高自身免疫力了！

### 经常感到疲惫、精神差

工作经常提不起劲，稍做一点事就感到累了，去医院检查也没有发现什么器质性病变，休息一段时间后你的精力又缓解，可持续不了几天，疲劳感又出现了。

### 频繁感冒

感冒成了你的家常便饭，天气稍微变冷、变凉，来不及加衣服你就打喷嚏，而且感冒后要经历好长一段时间才能治好。

### 伤口容易感染

身体哪个部位不小心被划伤后，几天之内伤口就会红肿，甚至流脓，正常人很快就可以好，而你却因此要拖许久。

### 容易胃肠不适

肠胃功能一段时间内变弱，表现为吃饭不香、没胃口、消化不良、易拉肚子、腹胀等症状。

对此，我们必须引起警惕，且亟须想方设法提升免疫力。我们不仅要立即改掉那些不良的生活习惯，还要积极锻炼，充足睡眠，劳逸结合，情绪乐观，并补充合理的营养。

### 影响免疫力的各种因素

### 遗传

人体的免疫力首先跟遗传基因有一定的关系，遗传基因从先天上决定了每个个体的免疫系统状况。

### 年龄

免疫力随着年龄的增长而减弱，免疫系统的反应速度随着年龄的增长而减慢，出错概率也不断增多，这属于自然规律。

### 饮食

营养缺乏与过剩是导致人体免疫力下降的重要原因。此外，饮食过饱、不吃早餐、晚餐太油腻、不爱喝水、喝咖啡过量、爱喝碳酸饮料、爱吃快餐、饮食过咸、酷爱甜食等不良的饮食习惯，都会导致人体免疫力下降。

### 缺少睡眠

医学专家研究表明，睡眠时人体会产生一种称为胞壁酸的睡眠因子，此因子可促使白细胞增多，巨噬细胞活跃，肝脏解毒功能增强，从而将侵入人体的细菌和病毒消灭。此外，芝加哥大学的研究发现，与每晚睡 7.5 ～ 8.5 小时的人相比，每晚只睡 4 小时的人，体内抵御流感的抗体减少了 50%。因此，建议每人每天睡足 8 ～ 9 小时。

### 滥用抗生素

滥用抗生素有可能破坏肠道的先天免疫力，这也是引起耐抗生素细菌感染的原因。美国医学专家研究发现，肠道免疫功能受损是一种广泛使用抗生素导致的并发症，将使住院治疗患者的身体健康受到更大伤害。尽管抗生素能够消灭肠道中的很多细菌，但由抗生素治疗引起的肠道先天免疫功能的损伤也为耐抗生素细菌的繁殖提供了温床。

### 免疫力低下易得病

在我们生活的环境里，病毒、细菌、真菌、寄生虫等时时刻刻都在威胁着我们的身体。研究发现免疫系统对所遇到的每一种病菌均有记忆，通过呼吸、饮食或皮肤而来的病菌，都会被免疫系统所认识并记住，当免疫系统再次遇到已经遇到过的病菌时，就会对这种病菌产性快速、充分的特异性反应。

由于人体处在各种病原体的包围和侵袭之中，人体内的免疫力一刻也不能低下或缺乏，否则容易患病或感染。

# 激活免疫系统从改变生活方式开始

## 科学锻炼

适度运动可延缓胸腺等免疫器官的衰老，提高淋巴细胞对病菌和癌细胞的杀伤力。体内的干扰素也会因运动而分泌增多，抗氧化能力增强，有利于消除自由基，保护免疫系统免遭伤害。

运动还可使人处于愉悦的情绪之中，对心血管和免疫系统大有裨益。根据自己的身体状况选择锻炼项目并持之以恒，能起到延缓免疫系统老化、祛病延年的作用。

世界卫生组织的调查表明，健身运动能获得直接和间接的收益。世界卫生组织亚洲西太平洋地区主任曾在"世界健康日"召开的新闻发布会上说，每日运动可以使患心脏病的概率降低50%，使患糖尿病的概率降低50%，如果结合健康饮食和不吸烟，患各类癌症的概率将降低70%。此外每日运动可以有效防治骨质疏松、高血压、腰背疼痛和忧虑症等疾病，还可使体重减轻，进而改善胆固醇，降低胆固醇的危害，预防心血管疾病的发生，还有助于减缓动脉硬化。病理学家通过几千例案例发现，脑力劳动者动脉硬化的发生率是4.5%，而体力劳动者的发病率只有1.3%。

运动时，常会有各种挥胳膊伸腿的动作，这些动作既能锻炼肌肉、关节和筋骨，使人健壮，又能促进血液循环，增加肺活量，增强消化机能。我们在运动过程中，总会有汗水排出体外，这有助于排出代谢产物和体内毒素，使内脏机能更加健全。所以，在运动过程中，人们能够使机体对外界的适应能力变得更强，从而提高自身免疫能力。

## 保持心理健康

不良情绪容易导致免疫力失衡，产生各种疾病。美国研究人员给已婚夫妇的手臂上安装上一种能产生水泡的抽气装置进行测试，当他们被问及曾有不同意见并激烈争吵过的问题时，伤口比正常情况下的康复速度慢了40%，这一反应是由会引起感染的免疫细胞因子突然增多所导致的。如果这种细胞因子水平长期偏高，就会导致关节炎、糖尿病、心脏病和癌症。这项研究证明人的心情和情绪会直接对健康产生影响。

心理免疫学研究表明，社会心理因素的变化对人体免疫系统有着举足轻重的影响。比如在人类的情感当中，嫉妒是最强烈也是最痛苦的一种，也最难控制。这是一种害怕、担心和愤怒等情感的混合体，这三种情感会使人一触即发。妒火燃烧的人通常会血压升高、心跳加快、肾上腺素分泌增多、免疫力变弱、焦虑，甚至失眠，严重影响身体健康。

神经系统可通过各种神经对免疫器官起着支配作用。若神经系统、内分泌系统和免疫系统之间任何一个环节出了毛病，都会影响到机体的免疫力。可见，注重心理调节和心理免疫是重中之重。

人们应学会自我调控和驾驭情绪，理智地对待生活环境及人际关系的变化，正确应对各种刺激，养成乐观开朗、宽容豁达的性格。有了心理平衡，才有生理平衡，才能延缓大脑和免疫系统的老化。

## 均衡饮食

营养状态的恶化可以导致免疫系统的功能低下，因为营养状态一变坏，天然免疫系统的补体成分也就消失了；维生素缺乏，获得性免疫系统的CD4细胞减少，免疫系统也无法正常工作。与此相应，给予过多的营养，免疫系统反而会表现出过度的反应。饮食搭配不当，会引起部分营养缺乏；饮食不洁、不当，会导致致病因素直接入侵发生疾病。

　　膳食结构应该多样化，主食精细搭配，主要吃五谷杂粮。精细的主食，营养无法均衡，营养素缺乏，从而影响身体的免疫机能。混合膳食，营养价值较低的不同蛋白质，它们所含的氨基酸种类和数量能够互相补充，蛋白质的营养价值可较原来大大提高。膳食搭配中，以大米、面粉为主食，如能再与玉米、小米、黑米、荞麦、燕麦、芝麻等粗粮选择性地进行适量搭配，交替换着吃，则谷类食物的营养价值将获得很大提高。

　　营养学家研究认为，人体在生长发育过程中，每天都需要大量的优质蛋白质和必需的氨基酸。而素食中除豆类含有较丰富的蛋白质外，其他食物中含有的均较少，而且营养价值也较低，不易被机体消化吸收利用。动物性蛋白与人体的组成较接近，易被吸收，并且氨基酸的成分比较全面，而素食中常常缺乏某些必需氨基酸的成分，例如谷类中缺乏赖氨酸，豆类中缺乏蛋氨酸。这些氨基酸不能在体内合成，必须由食物供给。长期素食，必然使体内缺乏这些必需氨基酸，从而影响身体蛋白质的合成。相反，猪、鸡、鸭、鹅、鱼中，尤其是鱼类当中含有非常丰富的优质蛋白质和能够降低血脂的不饱和脂肪酸，以及人体容易缺乏的维生素和微量元素。

　　因此，健康饮食应以植物性食物为主，动物性食物为辅，粗细粮搭配、荤素兼备、平衡膳食，才能保证机体内的营养状态良好，也才不会减弱免疫系统的功能。

　　同时，还应该多吃水果蔬菜。水果中大都主要含有丰富的维生素，特别是维生素C、胡萝卜素、B族维生素、糖类及微量元素；蔬菜中主要含丰富的维生素、糖类、膳食纤维，而在幼嫩芽的蔬菜中含有丰富的植物激素。蔬菜中不含脂肪，有些含有少量的蛋白质。机体所需要的维生素A和C，绝大部分是由蔬菜提供的，此外还含有B族维生素。绿、黄等色泽的蔬菜，含有较丰富的胡萝卜素，尤其是韭菜、油菜、苋菜、莴笋叶等深绿色的叶菜，每百克在2毫克以上。绿叶蔬菜是维生素A的直接来源，维生素A主要靠从蔬菜中的胡萝卜素获得。

在吃水果蔬菜时，千万不要挑食，应当多样化，经常变换品种，与蛋白质、脂肪、薯类食物互相搭配。充分发挥各种食物互补的作用。

## 慎用抗生素

### 抗生素可能会导致二重感染

正常情况下，人体肠道中寄生着种类繁多的细菌等微生物，被我们称为菌群。和任何其他生物族群一样，菌群中的各成员也存在竞争与合作，它们相互制约，形成了一种相对平衡的状态。在这种平衡状态下，任何一种微生物都不能无限制大量繁殖，因而也就不会给人体带来伤害。

但如果长期大量使用抗生素，就会让肠道内对抗生素敏感的微生物种类元气大伤，而那些耐药的或者对抗生素不敏感的微生物就会因为失去制衡作用而大量繁殖，从而引起二重感染。

### 耐药性增强

乱用滥用抗生素，极有可能让细菌的耐药性增强。我们身体里的细菌构成了一个大的生态环境，和自然界其他生物一样，优胜劣汰同样适用于细菌在自然界的生存和延续。在某种抗生素的强烈打击下，绝大多数细菌很快死亡，但是总有一些抵抗力强的细菌逃了过去，生存下来。慢慢地，这些经过了抵抗的细菌就有了抵抗这种抗生素的能力，并形成基因突变，而且可以把这种抵抗基因遗传到下一代，这就形成了细菌的耐药性。

如果被这种菌株感染，服用同样的抗生素就根本没有用。细菌耐药性的增强，会使人类在发生严重感染时面临无药可治的境地。所以，平时的小病小痛，最好不要用抗生素，而应靠自身的抵抗力，使免疫系统得到锻炼。

## 拒绝熬夜

俗话说，"吃一斤不如睡一更"，睡觉的重要性是不言而喻的。睡眠时，人体会产生一种称为胞壁酸的睡眠因子，可促使白细胞增多，吞噬细胞活跃，肝脏解毒功能增强，从而有助于将侵入的细菌或病毒消灭。

保质保量睡好觉，可以修复免疫系统，使其张弛有度，让免疫力保持健康。而睡眠不良，会让体内负责对付病毒和癌细胞的 T 细胞数目减少，使人的内分泌失调、免疫力下降，人们生病的概率随之增加。

如果不得不熬夜，就要通过一些简单易行的小窍门来将身体伤害降低最低，以最大限度地呵护免疫系统，避免免疫力降低。

一是在熬夜前冲一杯营养酵母补充 B 族维生素，以解除疲劳，增强身体抗压能力。

二是要保持脸部洁净。女性在熬夜前千万记得卸妆，或是先把脸洗干净，以免厚厚的粉层或油渍因熬夜而引发满脸痘痘。

三要饮食清淡。不要吃泡面来填饱肚子，最好以水果、清粥小菜来充饥，而且要吃热的东西。

四是选用绿茶或枸杞子茶做提神饮料。一般人可以多喝绿茶，既可以提神，又可以消除体内多余的自由基。但是胃肠不好的人，最好改喝枸杞子茶，既可以解压，又可以明目。

五是要多喝好水。常喝好水有利于身体排毒，对提升免疫力很有帮助。

# 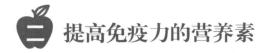 二 提高免疫力的营养素

## 生物素

生物素于 1924 年被发现，开始称为维生素 H，又叫维生素 $B_7$、辅酶 R，是 B 族维生素的一种。目前，从食物中至少已分离出来五种具有生物活性的生物素，它们参与许多生化反应，通常与蛋白质结合在一起，起酶的作用。生物素在糖类、蛋白质、脂肪等营养素代谢过程中，扮演着重要辅酶的角色，脂肪酸的合成和一些氨基酸的转化都离不开生物素。缺乏生物素的人会出现营养代谢紊乱，导致免疫力下降，容易感染传染病。生物素还是一种能使消化系统正常工作的酶。维生素还能帮助身体从食物中产生葡萄糖和可消化的脂肪。如果人体缺乏生物素，身体在消化过程中不能正确分解碳水化合物、脂肪和蛋白质。这可能会导致连锁反应，令身体无法利用摄入食物中的维生素和矿物质。

生物素以低浓度广泛存在于动物性和植物性食物之中。动物的肝脏中，生物素含量丰富。在糙米、花生衣、豆类、鱼类、蛋黄、营养酵母、黑麦胚芽中含量也较丰富。但不同食物的生物素利用率不同，玉米和大豆中的生物素可以全部利用，而肉类、小麦中的生物素则难以利用。生物素的较理想来源是营养酵母、黑麦胚芽动物肝和肾。

通常情况下人体不会缺乏生物素，但生鸡蛋清中有一种抗生物素因子，它是一种糖蛋白，可与生物素紧密结合而使其失去活性。如果经常用生鸡蛋或用开水冲鸡蛋花（即半生不熟的鸡蛋），便会引起生物素缺乏。经常服用磺胺药及使用抗生素的人也会导致生物素缺乏。为了避免缺乏生物素，平时应将鸡蛋煮熟，使抗生物素蛋白失去活性，不再有与生物素结合的能力。

### 维生素 $B_6$

维生素 $B_6$ 在营养学上称为吡哆醇。实际上，它包括三种物质：吡哆醇、吡哆胺、吡哆醛。这三种物质都具有生物活性。它是人体参与蛋白质代谢的重要营养要素。它是转氨酶和脱羟酶的辅酶。人体若缺乏维生素 $B_6$，吃下去的蛋白质就无法分解转化为人体自身的蛋白质，会引起多种疾病。

维生素 $B_6$ 还参与不饱和脂肪酸的代谢。当人体缺乏维生素 $B_6$ 时，脂类代谢就会降低，人体容易出现动脉粥样硬化病变；食物中的草酸便不能有效清除，它会与滞留在泌尿系统中的钙离子形成草酸钙沉淀，日久会形成泌尿系结石。维生素 $B_6$ 的缺乏会损害脱氧核糖核酸（DNA）的合成，并由此对免疫系统产生直接或间接的影响。

人体可以从两个方面获得维生素 $B_6$，一是从食物中摄取；二是由体内肠道细菌合成一部分。维生素 $B_6$ 在食物中分布较广，含量较高的为白色肉类，如鸡肉、鱼肉等；其次为动物肝脏、豆类和蛋黄等；水果和蔬菜中维生素 $B_6$ 含量也较多，如韭菜、西蓝花、胡萝卜、丝瓜等。

维生素 $B_6$ 属于水溶性维生素，多余的可以随尿液排出体外，不像维生素 A、维生素 D、维生素 E、维生素 K 是脂溶性的维生素，多了之后会蓄积在身体的脂肪组织里。人体需要的维生素 $B_6$ 是很微量的，只要均衡饮食，一般不会缺乏。如果长期服用维生素 $B_6$ 制剂，反而会引起人体对它的依赖而成瘾，所以服用维生素 $B_6$ 一定要遵医嘱。

### 锌

锌是人体合成多种酶的催化剂，一旦缺乏则会导致人体内的白细胞活性降低，抵抗力下降，使免疫系统不能正常运转，从而降低免疫力，给病菌可乘之机。锌不仅可提高免疫功能，且对红细胞、白细胞、血小板及胶原纤维等免疫功能相关的组织都有重要的作用。有资料报道，人体缺锌时，免疫功能明显低下，脾脏及胸腺重量减少20%～40%，胸腺细胞产生胸腺激素水平降低，活性也减弱。另外，由于核苷磷氧基酶活性降低，出现 T 细胞功能减退，巨噬细胞趋化功能（即趋向并捕获细菌、病毒、异物的作用）减退明显，机体对细菌和病毒的易感性增加。当给予锌剂治疗后，胸腺体积明显增大，对严重感染的反应功能也明显改善。

锌缺乏时，人体免疫球蛋白会减少，T 淋巴细胞、B 淋巴细胞可同时受损。由于锌参与纤维细胞的分裂、增殖和胶原的合成，缺乏锌还会影响伤口和溃疡的愈合。锌的来源主要在日常饮食中，含锌量较丰富的食物有牡蛎、河虾、鸡蛋、小麦、松子等。需要注意的是，动物中的锌比植物中的容易被吸收，因为植物中所含的植酸和纤维素可与锌结合而阻碍吸收。

**铁**

铁是维持淋巴器官功能和结构完整所必需的营养素，对机体免疫器官的发育、免疫细胞的形成以及细胞免疫中免疫细胞的杀伤力均有影响。

缺铁可以引起人体免疫功能障碍，包括胸腺和淋巴样组织萎缩，胸腺中淋巴细胞明显减少，细胞免疫功能降低。研究表明，缺铁时血液的中性白细胞的杀菌能力降低。在中性白细胞中，被吞噬的细菌需要依赖超氧化物酶等杀灭，在缺铁时此酶系统不能发挥其作用，补充铁以后可以得到改善。

近代研究提示，缺铁性贫血患者存在细胞免疫功能障碍和免疫调节紊乱。临床研究还发现，随着缺铁性贫血病人血红蛋白含量的降低，外周血 T 淋巴细胞也平行降低，这说明贫血越严重，细胞免疫功能障碍越加剧。

铁是较易缺乏的营养素，特别多见于儿童和孕妇、乳母等人群。食物中铁的利用率普遍不高，植物性食物中铁的利用率平均为 8%，而动物性食物中铁的利用率最多也只达 22%，最高的为禽类血液，其次为动物肝脏及肉类。含铁量高的食物有蛤蜊、牡蛎、贻贝、菠菜、黄豆、西蓝花、甜菜根等。

干扰铁质吸收的食物及食物成分有茶、咖啡、植酸、磷酸盐、草酸盐、高纤维及可乐、汽水等碳酸饮料；菠菜富含植酸，能与铁结合，形成不消化的物质，吃前应用开水烫片刻。

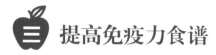 提高免疫力食谱

# 食谱一：能量 E 精力汤

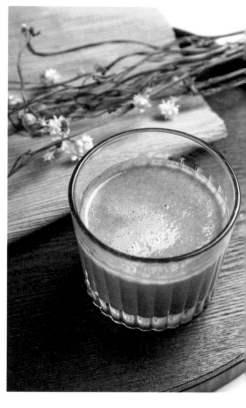

**食材：**
◎ 青花椰苗 10g　　　◎ 番茄 1 颗
◎ 猕猴桃 1 个　　　　◎ 干裙带菜 3g
◎ 低温烘焙黑芝麻 5g　◎ 低温烘焙白芝麻 5g
◎ 黑麦胚芽 15g　　　◎ 营养酵母 5g
◎ 小分子好水 300ml

**做法：**
1. 青花椰苗、番茄洗净备用；猕猴桃去皮，
   洗净切块备用；干裙带菜洗净，泡发备用。
2. 将除营养酵母外的所有食材放入破壁机，打 50 秒，洒上营养酵母即可。

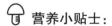 **营养小贴士：**

青花椰苗：　青花椰苗是西蓝花的幼苗，抗氧化力比西蓝花还强，含有酚类、醇类等抗癌
　　　　　物质及纤维，并富含微量金属元素铬，可以提高胰岛素功能、降低血糖，提
　　　　　高人体免疫力。
裙带菜：　　裙带菜含钙质较多，多吃裙带菜，可以预防癌症的发生。另外，裙带菜中含
　　　　　有藻酸和甘露醇具有排除异物的功能，帮助身体排毒，能增强人体抗癌的免
　　　　　疫力。

# 食谱二：烈艳桃红精力汤

**食材：**

◎ 连皮香蕉半根　　　　◎ 苹果 1 个　　　　◎ 综合坚果 1 大匙

◎ 姜末 5g　　　　　　◎ 甜菜根粉 5g　　　◎ 肉桂粉 3g

◎ 营养酵母 1 大匙　　　◎ 大豆蛋白粉 1 大匙　◎ 小分子水 300ml

**做法：**

1. 香蕉洗净，切段备用；苹果洗净，切块备用。
2. 将除营养酵母外的所有食材放入破壁机，打 1 分钟，洒上营养酵母即可。

🍄 **营养小贴士：**

苹果：　　苹果皮中含有丰富生物活性物质，这些物质可以抑制引起血压升高的血管紧张素转化酶，有助于预防慢性疾病，如心血管疾病、冠心病，降低其发病率。苹果皮较果肉具有更强的抗氧化性，可以提高免疫力，降低肺癌的发病率。

大豆蛋白粉：蛋白质是人体必需的营养素之一，是构成机体免疫防御功能的物质基础。各种免疫细胞的生成以及抗体的合成都需要蛋白质为原料或参与其过程，因此，蛋白质在免疫功能的调节中起重要作用。
大豆蛋白粉能为人体提供优质蛋白质，给免疫系统提供更加全面的营养。

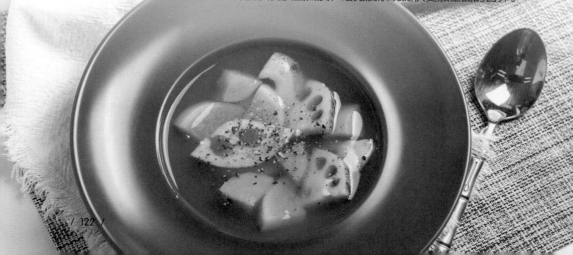

# 食谱三：黄金米饭

**食材：**

◎ 三色豆 1 米杯　　　　◎ 三色藜麦 1 米杯

◎ 三色米 1 米杯　　　　◎ 番茄 1 颗

◎ 姜黄粉 5g　　　　　　◎ 火麻油少许

**做法：**

1. 三色豆提前泡发 8～12 小时备用；三色米提前泡发 4 小时备用；番茄洗净备用。

2. 将泡好的三色豆、三色藜麦、三色米和姜黄粉放入伊莱特碳锅中，加入适量好水，搅拌均匀。

3. 放上番茄，按下煮饭功能键。

4. 出锅前淋上火麻油，搅拌均匀即可。

🍄 **营养小贴士：**

**姜黄粉：** 姜黄粉具有免疫调节的作用，它能够调整 T 细胞、B 细胞、巨噬细胞、自然杀伤细胞和树状突细胞的活性，还能够调整多种炎性细胞因子的表达及其介导的作用，促进机体免疫健康。

**火麻油：** 火麻仁中含有亚麻酸成分，可有效抑制幽门螺旋杆菌活性，阻碍它们繁殖，可以帮助杀灭幽门螺旋杆菌，长期食用可起到杀灭病菌之目的。另外，火麻仁油中的 n-3 多不饱和脂肪酸本身具有抗炎症和调节免疫功能的作用，可提高机体免疫力。

# 食谱四：十色炊饭

**食材：**

◎豌豆 20g　　　　　◎洋葱粒 20g　　　　　◎红黄椒粒 20g

◎玉米粒 20g　　　　◎胡萝卜粒 20g　　　　◎干红豆丝 10g

◎干香菇 4 朵　　　　◎发芽糙米 1 米杯　　　◎水晶米 1 米杯

◎山核桃油 5g　　　　◎黑胡椒粉适量　　　　◎玫瑰盐适量

**做法：**

1. 糙米提前浸泡 4 小时备用；干香菇洗净，泡发，切粒备用；豆丝洗净，切段备用。

2. 将山核桃油、黑胡椒粉和玫瑰盐外的所有食材放入锅中，加入适量好水，按下煮饭功能键。

3. 加入山核桃油、黑胡椒粉和玫瑰盐，搅拌均匀即可。

🍄 **营养小贴士：**

干香菇：　含有大量维生素 D；胡萝卜富含 β - 胡萝卜素；平菇含有硒、维生素 B 与烟碱酸；豌豆补中益气，含有丰富的赖氨酸。这些营养成分均有益于人体健康，可促进免疫系统完善。

玉米：　　含有丰富的糖类、蛋白质、胡萝卜素、黄体素、磷、镁、钾、锌等矿物质，含有丰富的氨基酸，能促进大脑细胞代谢以及排除组织脑中的氨类，具有延缓衰老的作用，并促进人体的新陈代谢，提高免疫力。

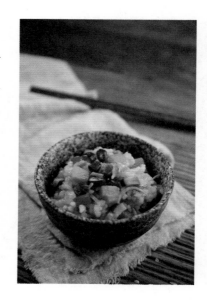

# 食谱五：五行蔬菜汤

**食材：**

◎ 胡萝卜 150g　　　◎ 白萝卜 150g　　　◎ 牛蒡 150g

◎ 芹菜叶 50g　　　◎ 干香菇 8 朵　　　◎ 岩盐少许

◎ 火麻油少许

**做法：**

1. 胡萝卜、白萝卜洗净，切段备用；牛蒡洗净，切段备用；芹菜叶洗净备用；干香菇洗净，泡发，切粒备用。

2. 将岩盐和火麻油外的所有食材放入锅中，加入适量好水，按下煮饭功能键。

3. 加入岩盐和火麻油，搅拌均匀即可。

## 营养小贴士：

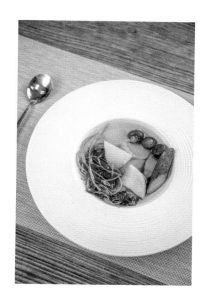

白萝卜：　白萝卜中的膳食纤维、钙、磷、铁、钾、维生素 C 和叶酸的含量较高，可软化血管，降低血脂。白萝卜含有大量的有机硫黄化合物，这种化合物有强大的杀菌力，对由感冒引起的发炎和咳嗽有缓解作用，并能提高人体抗病毒的能力。

芹菜：　芹菜中含有较多量的黄酮类化合物，尤以叶中含量丰富，具有降血压、降血脂、保护心血管和增强机体免疫力的作用。经常吃些芹菜，对于补充身体所需要的营养，维持正常的生理机能，增强人体抵抗力，都大有益处。

# 食谱六：十谷米素香松饭团

**食材：**

◎十谷米 200g　　　◎素香松 50g

◎海苔 3g　　　　　◎火麻油少许

**做法：**

1. 十谷米洗净，事先浸泡 6 ～ 12 小时备用；海苔切成条，备用。
2. 将十谷米放入锅中，加入适量好水，按下煮饭功能键。
3. 加入素香松、海苔、火麻油搅拌均匀，备用。
4. 取出饭团模具，将米饭放入模具中，压成三角形即可。

## 🍄 营养小贴士：

| | |
|---|---|
| 十谷米： | 完整保留了谷物里的各类营养素，含有丰富的纤维素、矿物质、维生素等，可促进肠胃蠕动，补充更全面的营养，提升人体免疫功能。 |
| 素香松： | 含有大豆纤维、南瓜子、扁桃仁片、葵瓜子仁、芝麻等食材，跟肉松一样香酥可口，并拥有更多对人体有益的各种维生素、矿物质成分，可给饮食提供更均衡的营养。 |
| 海苔： | 海苔中 B 族维生素、核黄素和烟酸的含量十分丰富，还有不少维生素 A 和维生素 E，以及少量的维生素 C，可预防和治疗消化性溃疡，延缓衰老，增强人体免疫。 |

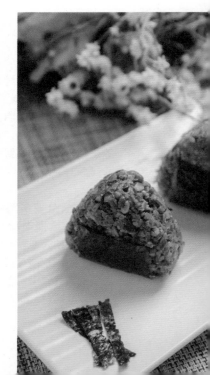

# 食谱七：欧风热饮绿拿铁

**食材：**

◎西蓝花 200g　　　◎洋葱 50g　　　◎富硒腰果 1 大匙

◎岩盐 1 茶匙　　　◎肉桂粉 1 茶匙　　　◎黑胡椒粉少许

**做法：**

1. 西蓝花洗净，控水备用；洋葱洗净，切粒备用。

2. 锅中加适量清水，大火烧开，加入西蓝花，氽烫 3 分钟，捞出控水备用。

3. 将所有食材置入破壁机中，打 1 分钟即可。

### 🍄 营养小贴士：

洋葱：　　洋葱所含的微量元素硒是一种很强的抗氧化剂，能消除体内的自由基，增强
细胞的活力和代谢能力，具有防癌、抗衰老和增强免疫力的功效。

西蓝花：　含有蛋白质、碳水化合物、脂肪、矿物质、维生素 C 和胡萝卜素等多种营养
成分，并含有丰富的抗坏血酸，能增强肝脏的解毒能力，提高机体免疫力。

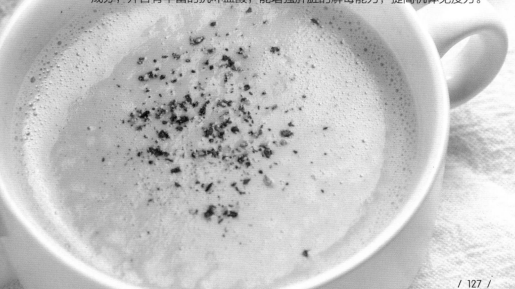

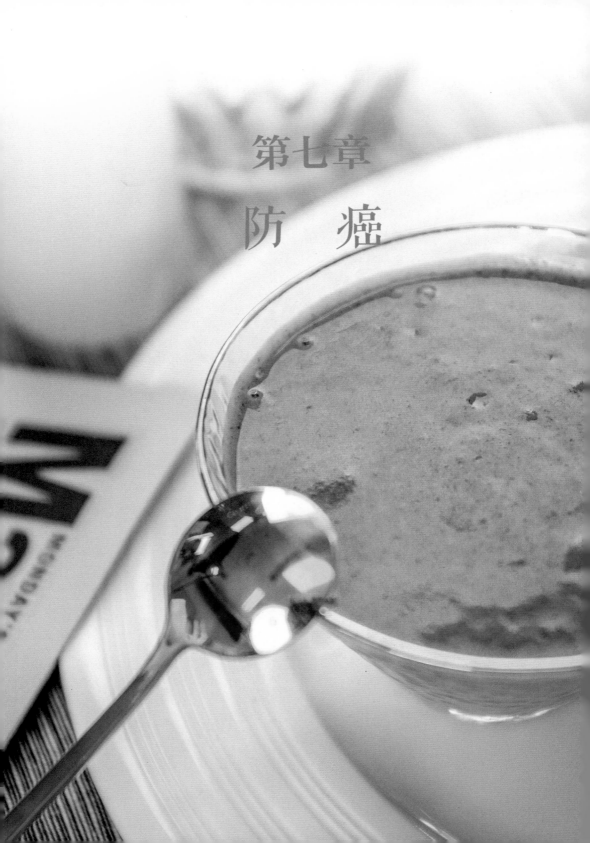

第七章

防　癌

现代社会很多人谈癌色变，强大的压力和不良的生活方式导致癌症越来越普遍。目前，医学上治疗某些癌症仍回天乏术，比如肺癌、膀胱癌和脑瘤等最凶险且难以控制的癌症，谁都不希望自己或者家人被确诊为癌症，所以防癌就显得尤为重要，那么我们怎么做才能防癌？哪些因素会导致癌症的发生？

癌症是机体内正常细胞在内因（遗传、内分泌失调、营养不良、紧张等）和外因（物理性、化学性、生物性等）长期作用下发生质的改变，从而具有迅速繁殖能力而成的。这种细胞的异常增殖脱离了正常细胞的生长规律，也不符合生理的需要。

细胞是人体结构的基本单位，每时每刻都在新陈代谢。一个正常的细胞，大约可进行 70 次分裂，随后便不再进行分裂，停止生长并逐渐凋零死亡。而在细胞生长、衰老的过程中，会受到一些致癌因素的影响，由此发生基因突变。

科学家们经过一个多世纪的研究认为，病毒、真菌、射线、化学致癌剂等，是使异常细胞转化成癌细胞的因素，所以从小孩到青壮年，从中年人到老年人都有生癌的可能。但是绝大多数人并没有患上癌症，这是因为人体有一道天然的防线，那就是我们的免疫系统。

免疫是身体识别抗原性异物（如病原体、毒素等），并将这些物质排出机体的能力。当机体具备了这种能力，就称为免疫力，如同驻扎在人体内的军队，时时刻刻与外界袭来的病毒、细菌"作战"，承担着防御重任。正常情况下，你可能感觉不到它的存在，但人体受到攻击时，它就会奋起反抗。人体内时刻都会受到致癌因素侵袭，但并非人人得癌，这就要归功于强大的免疫系统。所以说，当人长期免疫力低下时就容易得癌症。

癌细胞是在多种致病因子长期作用下，发生异常增生和分化的细胞，具有无限制增生、侵袭性生长、不成熟分化、转移和复发四大特点。其实，每个正常人体内每天都会产生数千个异常细胞，但由于人体强大的免疫系统防卫，免疫细胞在识别到癌细胞后会迅速把它消除。

一旦人的免疫功能下降，无法杀死癌细胞，就会使其脱离免疫系统的监视，癌细胞就会疯狂地生长，最后在体内形成癌。因此任何年龄的人都可能患癌症，只是随着人年龄增长，癌发病率会不断上升，一般40岁以上的癌症开始逐渐冒出来，这是因为发生癌症之前存在着一个较长时间的潜伏期，当致癌因素作用于人体后并不是马上发病，往往要经过10到20年的潜伏期，如果在20到30岁经常接触致癌物，结果要到40至50岁以后才发病，于是患癌的年龄被大大拖后了。

在癌症形成的漫长时期，我们是完全有可能预防癌症的。同时，癌症也并非是不可逆的。

癌只是一种状态，一种人与自然、人体内部五脏六腑之间失衡的状态。如果能改变我们身体的癌状态，不给癌细胞生长发展的环境，那么许多癌症是可以预防、缓解以及治愈的。这并不是夸夸其谈，世界癌症研究基金会和美国癌症研究院发布报告，已经明确表示：40%的癌症可以被预防，大部分高发的癌症只要改变生活方式，饮食习惯合理健康、积极参加体育锻炼、减少肥胖，就可能避免。

科学研究表明，通常情况下，当癌细胞数目不超过100万个的时候，机体自身的免疫力可以把它们消灭，比如人体内的白细胞会把它们吞噬掉。但如果人体免疫力下降或致癌和促癌物质作用强烈，就会使癌细胞数目急剧增多，超过机体能够自行消灭的数量，存活下来的癌细胞经过一段时间的积累，最终会诱发癌症。

也就是说，虽然人体内有癌细胞，但并不一定会得癌症，重点还在于预防。如果不重视预防的话，从癌细胞演变到癌定的时间就会缩短。反之，如果重视防癌抗癌，这个时间就会延长，患癌症的概率会大大降低，或者有生之年都不会被癌症侵袭。

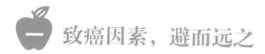
# 一 致癌因素，避而远之

## 睡眠问题

根据我十多年的临床辅导经验，防癌抗癌的第一步首先就是保证好的睡眠，这也是我第一章提到的，因为睡眠质量影响着几乎所有的内分泌器官，必须引起足够的重视。睡眠质量不佳的问题有失眠、睡觉打鼾、呼吸暂停（呼吸停止的时间持续 > 10 秒为 1 次呼吸暂停）、睡眠伴随胸闷、心悸、心前区不适、大汗淋漓、濒死感、四肢不自主运动甚至抽动等。这些问题都是身体表达出来的求救信号。

一个人的人生中有 1/3 的时间是在睡眠中度过的，然而，我国失眠患者高达 1.5 亿。睡眠和人类健康的重要性可能超乎想象，睡眠的作用不仅在于能恢复体力和脑力，消除疲劳、增加记忆力、保持清晰思路和提高工作效率，而且睡眠与肿瘤发生相关，良好睡眠甚至可以延长肿瘤患者的生存。

研究显示，皮质醇周期发生变化的女性极易患乳腺癌。皮质醇是激素的一种，通常在黎明时分达到高峰然后逐渐降低，它是体内众多帮助调节免疫系统的激素中的一种，可以对一些细胞的活动产生影响，而这些细胞中有些具有抗癌作用。睡眠不好引发的皮质醇周期混乱将使人体更易患癌症。另外，人体大脑在睡眠过程中还将产生名为"褪黑素"的一种激素，这是一种反氧化剂，可以阻止 DNA 受损，进而防止癌症的发生。在女性体内，褪黑激素还可以延缓雌激素的产生，后者可以刺激乳房和卵巢中癌细胞的分裂。因此，那些经常上夜班的女性更容易患乳腺癌，因为她们的雌激素水准要比常人高。曾有专家对老鼠进行实验，结果发现睡眠混乱的老鼠体内的肿瘤生长速度要比正常老鼠快得多。

如果有睡眠问题，可以回看第一章，补充蛋白质、好的油脂、色氨酸和

B 族维生素是改善睡眠的好办法。


## 吸烟

吸烟的人年龄越长患癌的可能性也越大，据统计，30% 的癌症可归因于吸烟，尤其是肺癌、喉癌、口腔癌和食道癌，长期吸烟的人患肺癌几率是普通人的 10 到 20 倍，喉癌是 6 到 10 倍，胰腺癌是 2 到 3 倍，膀胱癌是 3 倍，食管癌是 4 到 10 倍，如果每天吸烟超过 25 支，有 12% 的人会患肺癌，所以预防癌症戒烟很重要。

烟草产生的烟雾害处很大，它可以使喉部黏膜的纤毛运动变慢，甚至停止，这样黏膜就会出现水肿和出血。接着，上皮组织会渐渐增生、变厚、鳞状化。久而久之，原先的小病会演化成癌变。由于喉癌出现在喉咙处，所以即使肿瘤的体积再小，也会令患者出现声音嘶哑的症状和喉部异物感。

烟雾被吸入肺后，产生酵素，使肺泡壁受损，失去弹性、膨胀、破裂，形成肺气肿；烟雾黏附在咽、喉、气管，支气管黏膜表面，积存过多、时间过久可诱发细胞异常增生，形成癌症。

吸烟者造成的危害还不仅如此，吸烟者直接吸入呼吸道和肺内的烟雾只占 10% 左右，约 90% 的烟雾弥散在吸烟者周围的空间，会造成对环境空气质量的污染，并强迫不吸烟者进行被动吸烟，而被动吸烟对婴幼儿、青少年以及妇女的危害尤为严重。对儿童来说，被动吸烟可以引起呼吸系统疾病，并且影响正常的生长发育；对孕妇来说，被动吸烟会导致死胎、流产等。

戒烟是减少癌症危险因素的最简单、最省钱，也是最有效的方法，戒烟永不怕迟，只要你停止吸烟，健康会马上得到改善。研究证明，戒烟 1 年，冠心病的危险性下降 1/2；戒烟 7 年或 30 岁以前戒烟，发生肺癌的可能性降到与不吸烟者相同。

## 水污染

随着我国工农业的迅速发展，人们的生活水平的提高，对水质量的要求越来越高。但因水土流失、水源污染等因素的影响，地表水成分逐渐趋于复杂，有机成分增多，饮用水处理难度增大。以混凝、沉淀、过滤、消毒等为主要步骤的常规饮用水处理工艺，以去除浊度和细菌为主要目的，对近年来水体中逐渐增加的一些微量有机污染物，如除草剂、杀虫剂、消毒副产物等，其去除作用极其有限。此外，由于水土流失严重，水中天然有机物浓度也很高，不但对胶体产生严重保护作用，导致混凝剂药耗增加、水中铝的剩余量增高，而且产生大量的氯化消毒副产物，其中大部分对人体健康有较大的危害。同时，由于水体受到污染，导致水体富营养化，藻类过量繁殖，产生难闻的臭味和有害的藻毒素，对日常饮用水带来了极大的危害，严重影响着人群健康水平。

水污染致癌目前也成为人们关注的焦点，很多证据证明，饮水的水质与癌症密切相关。当饮用水受到有毒、有害化学物质或致病微生物的污染，可引起水的感官性状异常，并可引发疾病，长期饮用则可引发癌变。中国许多地区已是癌症呈现群发现象，出现了众多的癌症村、癌症乡、癌症县，甚至癌症流域（如淮河中游某些地区），而罪魁祸首往往就是饮水的水源被大面积严重污染。

有充分证据提示饮用水当中的无机砷是肺癌、皮肤癌、肾癌和膀胱癌的原因之一。美国夏威夷大学环境专家董良杰先生介绍说，其实脏水不可怕，可怕的是毒水，我们肉眼看到的往往是发黑发绿的脏水，大多是前表水被污染，其中污染物大多为有机物，通过现有的污水处理办法都是有改善可能的，如果是被镉砷汞这类的重金属污染几乎不可能被处理掉，那才是有毒的、致癌的，甚至是致命的毒水，以上均是外来有关生癌的因素。因此，大家应饮用干净的天然水，或者经过有效净化处理过的水。

## 精神因素

现代医学认为，癌症的发生、发展与人的心理因素有着密切的关系。我国传统医学也有类似的理论，人的喜、怒、忧、思、悲、恐、惊等七种情绪可导致阴阳失调、气血不和，使脏腑功能紊乱或正气耗损而生癌，是致病的重要因素。

现代生活中，工作和学习上的压力日益增大，使人们长期处于紧张状态，不协调的人际关系以及生活中的重大不幸事件都直接影响着人的情绪。

殊不知，精神情绪与人体的免疫功能关系密切。人体免疫系统受神经和内分泌的双重调控，当精神抑郁等消极情绪作用于中枢神经系统时，就会引起自主神经功能和内分泌功能的失调，从而使机体的免疫功能受到抑制。由于机体间的平衡被打破，使细胞失去正常的状态和功能，并不断变异，就会产生癌细胞。另一方面，它还会减少体内抗体的产生，阻碍淋巴细胞对癌细胞的识别和消灭，使癌细胞突破免疫系统的防御，过度地增殖和无限制地生长从而形成癌症。所以，一个人情绪的好坏对癌症的发生、发展、扩散都起着举足轻重的作用。

研究发现，不良情绪可以使人处于慢性应激状态，这样的应激因素能刺激卵巢癌细胞生长，甚至加速癌细胞扩散速度，因此长期情绪不佳的女性更容易患卵巢癌。经过进一步研究发现，由不良情绪所产生的压力激素能与卵巢癌细胞的接收机制结合，继而增加癌细胞的血管新生，让癌细胞加速从患者身体吸收养分增长，再继续在患者体内扩散。

以女性恶性肿瘤的发生为例。据统计，20 世纪 50 年代初上海市女性恶性肿瘤中排序第一的宫颈癌现在已降到第八位，而乳腺癌却排在了第一位，因为宫颈癌的发生与生孩子多、性行为混乱有关，而乳腺癌的发生则与营养过剩、不良情绪有关。2000 多年前，古罗马的盖伦医生就发现患有乳腺癌的妇女常患有忧郁症。据统计，90% 以上的肿瘤患者均与精神情绪有直接或间接的关系，精神创伤、不良情绪可能成为患癌症的重要原因。现代心理研究结果表明，工作和学习上的长期紧张，工作单位和家庭中的人际关系不协调和生活中的重大不幸是致癌的三个重要精神因素。因为精神因素与人体免疫功能密切相关，精神抑郁等消极情绪作用于人的中枢神经系统，会引起神经功能和内分泌功能的紊乱，进而使机体的免疫功能受到抑制，于是潜伏在体内的癌细胞就会突破免疫系统的防御，过度增殖形成癌的病灶。

### 生活中的皮革塑料制品

我们在日常生活中都有可能使用一次性发泡塑料餐具，但你可能不知道，这类餐盒在温度超过 65 摄氏度时会产生 16 种毒素。当用塑料袋或发泡塑料餐盒去装滚烫的汤水时，不经意间已把毒素融化在食物中了，它所含有的双酚 A（BPA）类等有毒物会析出，浸入食物，其会增加女性特别是怀孕女性患乳腺癌的几率。

美国国家毒理学规划处发布的研究报告指出，生活中的皮革塑料制品大多含有一种致癌的化学物质——苯乙烯，聚苯乙烯泡沫塑料就是由苯乙烯制成的。专家建议远离这些制品，包括一次性咖啡杯和杯盖。

在日常生活中要避免在含聚苯乙烯塑料材质的容器中加热食物，特别是油腻食品，这类容器在高温下会释放出苯乙烯，其会对人体 DNA 造成破坏，最终诱发癌症。

在一些不规范的市场中，可以见到由塑料垃圾再生制造出的奶瓶、容器，这些制品通常做工粗糙，没有商标，更没有环保回收标志。这些产品本身非常薄，几乎手捏就会变形，还伴有刺鼻的气味，对人体产生危害。以增塑剂分解出的气体为例，进入人体会引起呼吸急促、心率加快等症状，如果被大量吸收还可能引起中枢神经系统的紊乱和肠胃不适，所以应警惕这类产品存在的致癌隐患。

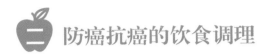# 二 防癌抗癌的饮食调理

## 巴德维疗法

巴德维疗法成功治疗了晚期癌症病人、心脏病人、关节炎病人，而这些病人皆被医院宣布无治愈希望。该疗法还成功治疗了动脉硬化（减少血管壁斑块、胆固醇、甘油三酯）、前列腺肥大、关节炎（消炎）、不孕、中风、心律不齐、心肌梗死、肝病（脂肪酸化、硬化）、肠胃病（便秘、溃疡）、湿疹等皮肤病、老年病及脑力退化、免疫系统疾病（多发性硬化症、自体免疫疾病）等疾病。

巴德维医生首先发现，病人与健康人的血液中，有一个很大的不同点：健康的人拥有较高的Omega-3，而Omega-3是人体必需脂肪酸（人体无法自行制造）。同时她发现最好的脂肪酸来自亚麻仁油中的α-亚麻酸，是一种富含大量电子的不饱和脂肪酸。巴德维特别推崇植物的种子尤其是亚麻仁籽，这些种子含有丰富电子群的不饱和脂肪酸，这些是人体最不可缺少的不饱和油，因为不安定所以被保护在坚硬的种皮里，种皮为了保护里面的不饱和油而含有天然的抗氧化物，人们为了长期保存此种不饱和油而将其氢化加工（反式脂肪）的同时，却也将油中最珍贵活跃、也最具有能量的电子群破坏殆尽！巴德维比喻这种油如同没有电的电池，是死油（假油），长时间吃这种油自然会生病。被破坏的不饱和脂肪酸因无法与蛋白质结合，也不溶于水（血液、体液皆为水），脂肪失去活性因而无法进入毛细管。这种游离的假脂肪不会吸收氧气，当其取代不饱和脂肪酸附着在细胞膜上时引起细胞缺氧，巴德维研究发现癌细胞里没有Omege-3的不饱和脂肪酸及氧气，因而验证癌症一定与缺乏Omege-3的不饱和脂肪酸有关系。

巴德维疗法的具体配方是有机亚麻籽油15毫升、无糖自制酸奶200

毫升（一定要二者完全混合）食用。自制的不添加糖酸奶富含益生菌，能够维护肠道健康；有机亚麻籽油富含 α - 亚麻酸（在体内可以转化为血管清道夫—EPA 和脑黄金—DHA）、膳食纤维、木酚素（美容养颜）。

## 抗癌鸡尾酒疗法

抗癌鸡尾酒就像在调制普通的鸡尾酒一样，将不同功效的蔬果汁以适当的比例综合起来，以对抗癌症。不同于普通的鸡尾酒，抗癌鸡尾酒不含酒精。蔬果下肚后，首先受益的是食道和胃，也就是说能修补细胞回到正常状态。五颜六色的植物生化素，这些抗氧化成分可以防止血管内部细胞病变，减少各种慢性疾病的风险。癌症就是典型的慢性病，喝五颜六色的蔬果汁，不仅可以抗癌防癌，还可以提高免疫力，而且天然的蔬果也不会给身体带来副作用。

把蔬菜、水果、坚果，或豆类、菇菌类，以适当的比例混合，加上好水，打成全食物精力汤，就是免疫大军最好的养料。这等于是每天用一杯混合了上千种植化素、各种维生素、矿物质、微量元素、充足酵素、好的不饱和脂肪、蛋白质、复合式碳水化合物等营养物质的超级饮品，为自己的身体进行鸡尾酒疗法，使免疫大军阵容壮盛。只需要准备好食材、加上顺手的工具就可以自制抗癌鸡尾酒了。

首先，我们准备好水，这是鸡尾酒疗法中必不可少的也是最容易忽略的食材，应该讲究水的质量，喝健康的水。健康的水应该是不受污染、含有人体所需矿物质的小分子好水。根据有关数据表明，目前国内水污染严重，全国 195 个城市监测结果表明，97% 的城市地下水受到不同程度污染，40% 的城市地下水污染有逐年加重的趋势。不仅如此，水从自来水厂净化后，再输送到各家各户的过程中，还会受到水管老化出现的铁锈、细菌，以及氯制剂消毒后的副产物等的污染……针对以上的情况，日常生活中可以在家里安装净水设备，做好净水处理；好的净水处理不会丢掉矿物质，因为天然的含有矿物质的水通过地层常年的过滤作用、净化作用、活化作用和富有矿物质作用，相对安全而且含有钙、镁、钾、偏硅酸等天然矿物质和微量元素，这些物质对于增强机体免疫功能，延缓衰老，预防肿瘤，防治高血压、痛风与风湿性疾病等有着良好的作用；另外，饮用小分子的水比较理想，研究发现水分子团越大活性越小，这种水不好喝而且不容易被人体吸收。相反，小分子团的水活性越大，水甘甜好喝而且进入人体能很快吸收、渗入细胞内。

其次，要准备鸡尾酒疗法的主干——安全健康的蔬果，这里指的是未经过污染的有机蔬果或者经过净化，去除残留农药、细菌之后的普通蔬果。绿拿铁食谱建议以蔬果 3：7 的比例做搭配，若单人份 350 毫升 / 杯，每杯食材大约为蔬菜 50 克、综合水果 150 克、好水 150 毫升，为平衡寒热属性。有特殊病况者，蔬果种类和分量需遵照医生或营养师建议。绿色蔬菜类建议轮替食用，务必清洗干净，亦可依个人习惯汆烫后食用。

绿拿铁强调吃全食物，最佳的营养来源就是那些大自然馈赠的、土生土长的天然食物。它们含有人体所需的全部营养成分，并没有因为人工精制流失掉，也没掺杂摄取过量会造成健康危害的合成添加剂。为了摄取天然食物里的全部营养，就要吃掉所有可食部分，包括水果的皮、囊、果肉、籽；蔬菜的根、茎、叶；谷类的米糠皮和胚芽。因为很多重要营养成分会藏在我们平常不在意的部分，例如葡萄皮里面含有丰富的纤维素、果胶质、花青素等营养，对缓解糖尿病、预防癌症、心血管疾病上都有帮助。我们需要连皮带籽吃全食物，所以净化成了很重要的一步，可以用天然的蔬果清洗剂橘宝来洗去残留农药，也可以用食品净化器来净化食物。

除了普通的蔬果，还要格外提醒大家的就是芽苗菜。芽苗有很完整的营养，不但含有各种矿物质（钙、镁、钠、铁、钾等）、还有维生素（特别是 B 族维生素与维生素 C），以及丰富的活性植物蛋白。芽苗在发芽过程中，会将原本储存于种子当中，用来作为生长动力的蛋白质、脂肪与淀粉等矿物质，经由"酶素作用"，转变为氨基酸、脂肪酸、糖类等可溶性物质。这些可溶性物质，非常容易为人体吸收利用，同时富含大量的酵素与珍贵的植化素，营养价值高出一般蔬菜许多倍。芽苗菜营养丰富也很容易得到，自己在家就可以种植，也不用担心污染，大约一周就可以收割食用，非常方便。

最后，准备营养补充剂，可以是补充蛋白质的小分子大豆蛋白粉，也可以是补充 omega-3 的综合坚果、亚麻籽、奇亚籽，或者是补充超级食物例如姜黄粉、甜菜根粉、姜黄粉、螺旋藻粉、小麦胚芽粉、营养酵母、三宝粉，等等。例如姜黄是当今已知最强的天然抗发炎物，能刺激癌细胞凋亡、抑制血管新生。在实验室中证实它能提升化疗的效果，抑制肿瘤发展。不过姜黄必须跟黑胡椒混合才能更有效地被人体吸收，所以在打精力汤时可以加1茶匙的姜黄，和几粒胡椒一起打，胡椒可增加身体对姜黄吸收达20倍！同时精力汤的食材中包含坚果及亚麻籽仁，含有好的油脂，也可以帮助姜黄的吸收。

认识了用绿拿铁进行鸡尾酒疗法，也了解到它为身体带来的好处，你是不是也想自己打一杯呢？只要准备好上手的工具、新鲜的食材，现打绿拿铁绝非难事。步骤如下：

### 1. 准备食材

一般包括蔬果、芽苗菜、营养补充剂、小分子好水，根据自己的营养需求搭配食物（绿拿铁不一定是绿色的，可以根据自己的喜好和营养需求调整食材）。绿拿铁现打现喝是最理想的，可避免养分因氧化而流失或影响风味；可以一次准备多份食材，分类放在保鲜盒里冷藏，需要时拿出来直接打。

### 2. 净化

由于蔬果的营养大多数藏在皮、籽里，所以最好不要去除蔬果的皮、籽，保留全营养，这样就需要做好净化。可以用天然的清洗剂泡10分钟或者直接用食品净化器直接净化，这样做的目的是去除果蔬表面的残留农药、细菌等污染物。

### 3. 破壁

准备好蔬果后切块，然后将食材全部放在调理机中破壁就可以了，打1

分钟，整个过程只需要 3 分钟。建议使用调理机制作绿拿铁，这样简便省时，也会保留全食物全营养。喝的时候可以加一包蔓越莓益生菌一起喝，顺便补充益生菌。先摇一摇，在嘴巴里嚼一会，小口慢慢喝，这样会帮助营养物质的吸收。

## 济阳式食疗法

济阳式食疗法是由日本名医济阳高穗独创的癌症饮食疗法。即使对于末期、转移、复发的癌症，有效率仍高达 64.5%。尤其适合一般人预防保健，能大大降低健康人群的患癌风险。

### 饮食原则 1：尽可能不摄取盐分

盐分摄取过多会造成体内矿物质群失衡，使细胞代谢不能顺畅进行，并损害人体的胃黏膜，导致细胞内外矿物质失衡。而且不单单会引发胃癌，几乎所有癌症的罹癌概率都会因此提高。

使用调味料、食用大量含盐量大的加工食品也要适量。若要更严谨地实践济阳式饮食疗法，基本上最好连减盐酱油或减盐味噌等调味料都避免使用。有的食材（特别是鱼类、贝类、藻类）中本身就含有盐分，而维持生命活动所必需的盐分 1 天只需要 2～3 克，完全可以从天然食材中摄取。癌症患者一天的盐分摄取量，大约是 2～3 克，相当于 1/2 茶匙的食盐、1.2 茶匙酱油，或者是 3 茶匙乌醋。

### 饮食原则 2：限制动物性蛋白质的摄入

根据美国的研究报告指出，动物性蛋白质与癌症的发生有着密切关系。动物性脂肪中含有较多的饱和脂肪酸，它容易引发癌症，造成免疫力低下。这里的动物性蛋白质、类脂质大多来源于四足哺乳动物（牛、猪、羊等），抗癌治疗中的半年至 1 年间应该严禁这类食物的摄入。

　　无皮鸡肉每天可摄入 30 克左右；天然土鸡蛋一天可以吃一颗；鱼类则要避开容易氧化的黑鲔鱼或鲣鱼等红肉鱼类，改以白肉鱼做为优先选择，如比目鱼、鳕鱼、鲑鱼，等等。

### 饮食原则 3：大量食用新鲜蔬菜、水果

　　人体内的自由基能够氧化细胞，而引发癌症的重要原因之一就与一种被称为过氧化脂质的氧化脂肪有关。蔬菜、水果中除了含有能使过氧化脂质无害化的抗氧化物质，还富含能将体内多余的钠元素排出体外、调整矿物质群平衡的钾元素。此外，蔬菜水果中也富含酵素，是促进各种代谢的重要物质，在营养的消化与吸收上，扮演了重要角色。

　　平时应挑选有机或低农药的蔬果。由于烹调、加热过程很容易破坏蔬果内的酵素和维生素，所以最好食用生鲜，但因直接吃难以大量摄取，建议榨成蔬果汁，在 20 分钟内喝完。

　　在抗癌治疗中，建议每日食用大量蔬菜、水果（1.5 升果汁与 500 克蔬菜）；预防癌症可每日饮用 200 ～ 500 毫升果汁与 350 ～ 500 克蔬菜。

### 饮食原则 4：多吃含有胚芽的谷物、豆类、芋薯类

　　在米、麦的胚芽中，富含 B 族维生素、维生素 E、抗氧化物质（木酚素、植酸），还有能够调整肠道环境的膳食纤维。其中，未经精制的糙米充分包含了以上所提到的营养，是十分理想的主食；黄豆及其制品（如豆腐、豆浆）中含有丰富的大豆异黄酮，能抑制各种癌症的发生率；马铃薯、地瓜、芋头、山药等薯类有丰富的维生素 C 与钾，能调节体内矿物质的平衡。

　　在抗癌治疗中，建议每日 1 餐食用糙米、胚芽米、五谷米、全麦面包或意大利面，每日至少食用 1 次豆类、薯类；预防癌症可 1 周食用 1 ～ 2 次糙米或其他胚芽谷物。每日至少食用 1 次豆类、薯类。

### 饮食原则 5：补充海藻类、益生菌、菇蕈类

最新研究表明，肠道环境健康与否左右着人体免疫力的强弱。另外，肠道还承担着将体内的有害物质与粪便一起排出体外的重要职责。因此，调整肠道环境不仅能预防癌症，还是预防其他疾病的关键。

益生菌最为人所知的，就是增加益菌、抑制害菌，调整肠道环境的功能，并且加强免疫细胞的活性。除了乳癌、卵巢癌的患者外，其他癌症患者每天至少应吃 300 克的无糖酸奶，而且原料必须是来自优质的牛乳；海藻类中的裙带菜、昆布等海藻类所含有的褐藻糖胶和菇蕈类当中的 β - 葡萄聚糖，都是能增加免疫力、具有抗癌效果的成分。

抗癌治疗中，建议每日食用酸奶 300～500 克。藻类、菇蕈类食物每日各 1 次；预防癌症可每日食用酸奶 300 克。藻类、菇蕈类食物每日各 1 次。

### 饮食原则 6：多摄取柠檬、蜂蜜、营养酵母

柠檬含有强抗氧化作用的维生素 C。蜂蜜自古以来就被当做能提高免疫力、药食同源的食材使用。营养酵母（干酵母片）是蛋白质补给的重要辅助食品。坚持以糙米、蔬菜为主的饮食容易造成动物性蛋白质（氨基酸）摄取不足，因此需要每日服用营养酵母制剂作为补充。

抗癌治疗中，建议每日食用柠檬 2 个，蜂蜜每日 1 大匙，营养酵母每日 20 克。预防癌症可每日食用柠檬 1 个，蜂蜜每日 1 大匙，营养酵母每日 10 克。

### 饮食原则 7：适量摄入紫苏油、橄榄油等好油

在挑选油品时，建议选择含有丰富油酸的橄榄油、芝麻油、菜籽油、山茶油；不需加热的料理则选择紫苏油、火麻油、亚麻籽油。每种油脂都应尽快使用完，避免氧化的油脂破坏细胞。

但摄入植物油脂并非越多越好，因为摄取太多含有亚麻油酸的大豆油、芝麻油、椰油等，会导致体内一种称为花生四烯酸的脂肪酸含量增加，反而

成为致癌因素，因此要避免摄取过量。

**饮食原则 8：喝天然好水，戒烟酒**

自来水为保证品质的安全，会添加氯来进行消毒，但也因此容易产生致癌物三卤甲烷，不建议癌症患者饮用。无论是直接饮用、制作蔬果汁，或是煮汤，都应选择干净的天然好水，或者市面上未经加热处理的瓶装矿泉水，也可以透过高性能的活性炭净水器，去除其中的杂质与有害成分。

此外，酒精会减弱肝脏的解毒机能，破坏消化器官黏膜。抽烟、喝酒都是癌症患者的大忌。

## 生机饮食法

近年来采用"生机饮食"方法治疗各种各样疾病的人不断增加，这种疗法的神奇功效也逐渐受到世界各地科学家的注意与重视。

日式生食法是：每天生食的蔬菜要有 3～5 种，其中叶菜与根菜各 2～3 种，洗干净后，或者搅拌成菜泥吃，或者直接咀嚼着吃。这种生食，每天至少一次，在午饭前或晚饭前，生食量每天 235～375 克。西方重榨汁食法，喜欢将蔬菜、水果榨汁后每天饮用。

在日常生活中，我们可用于生食的蔬菜有胡萝卜、白萝卜、番茄、黄瓜、白菜心、生姜、生菜等。在生食时，可以加少量的盐、味精、糖、醋、酱油和香油等调一下味，这样更加好吃可口。

国内有人提倡的"回归自然的生食疗法"内容包括：①坚持每天饮用自制的新鲜蔬菜汁和果汁；②将新鲜蔬菜凉拌，可酌加醋，少放盐；③不容易消化的胡萝卜、包心菜、甜菜、花菜等，可通过绞碎、发酵、产生活性酶后食用；④长到第七天的小麦芽，或生嚼，或榨汁饮用。

不过，有一点值得注意，吃生菜前一定要把菜清洗干净，把菜上残留的农药、虫卵及对人体有害的物质全部清洗掉，谨防农药中毒和肠道传染病的发生。

## 小麦草抗癌法

小麦草的抗癌疗效，科学家尚未研究明了，但目前有一种解释，可供参考。诺贝尔获奖人奥托沃伯路医生的研究发现：癌细胞在氧分不足的环境中表现活跃。早在 50 多年前，他已指出癌症是由于身体内的细胞缺氧，从而大量分裂繁殖，失去控制所造成。小麦草嫩叶中含有高量的维生素和植物激素，老的叶子则含矿物质较多。现代医学对小麦草的研究中发现了能逆转肿瘤生长的 abscisic 酸，有人将其译为"脱落酸"。近年来癌症高发正在验证奥托沃伯路的观点。现代人由于吸烟、吃含大量蛋白质的食物、生活在空气污染的环境里、长期吸收大量脂肪，令细胞得不到足够的氧气。深呼吸、新鲜蔬果汁、小麦草都能非常有效地把氧气带入人体内，刺激血液循环，增加红细胞数量，提高血液的含氧量，从而能够预防癌症的发生。

近几十年来，常有用小麦草研制的保健产品问世。我曾看到通过冷冻干燥获得的小麦草粉（一种绿色的干粉），也称为叶绿素粉。但这种小麦草粉所含的抗癌成分已失去活性，因此达不到预期的抗癌作用。真正有抗癌效应的是小麦草鲜榨汁，而且最好是现榨现饮，否则有活性的抗癌物质会因迅速氧化而失效。

栽种的小麦草苗长到 8 ~ 10 厘米时就可以剪下来放在榨汁机里榨汁。如果为了治病，可以喝原汁，也可以兑水稀释，但不能加热水，因为温度高会破坏它的有效营养成分。

小麦草汁略带草味，可以添加些蜂蜜、水果汁、菜汁或其他饮料加以冲淡。最好不加糖，因其本身已有天然的甘醇和芳香。

刚开始饮用小麦草汁的人，最好是每次不超过 30 毫升为佳，以免造成肠胃不适。初饮时可加些水或少量的柠檬汁进行稀释，等习惯饮用后再饮纯小麦草汁，然后逐次加量，但每人每天以不超过 100 毫升为妥，而且要分 2 ～ 3 次喝完。脾胃虚寒者可加些姜汁饮用。

普通人每天饮用 85 ～ 170 毫升新鲜小麦草汁便可以增加抵抗力，应付现代生活的紧张与压力。用 100 克的小麦草加 350 毫升的水；每日于清晨早餐前空腹饮用，具有排毒功效。病人饮用的话，一般是早晚各 1 次，时间最好在每天餐前 1 小时或餐后 2 小时。重病者一天可服 3 ～ 4 次。

### 补充益生菌、膳食纤维

随着生活水平的提高，人们越来越喜欢精细饮食，但加工过程常常导致纤维素丢失，从而摄入过少。人体虽不能消化吸收纤维素，但纤维素会缩短食物残渣在肠道内停留的时间，促进废物及致癌物的及时排出，减少肠癌发生的概率。有研究显示：食物通过大肠的时间，与大肠癌的发病率息息相关。当膳食分别以肉食为主和以高纤维食物为主时，前者通过整个消化道的时间是后者的 4 ～ 5 倍，这就导致了废物在肠道的长久壅滞，加重了肠道负担，更易于诱发癌变。

英国医学研究委员会的专家对比欧洲 10 个国家 519978 人的饮食习惯和肠癌的发病率后，发现膳食纤维的摄入量和肠癌的发病呈负相关，且膳食纤维对左半结肠的保护作用最大，而对直肠保护作用较小，但和膳食纤维的来源无关。

欧洲一研究机构收集了 51.9 万人的膳食资料，分析他们摄取纤维素的状态与罹患直肠癌关系的数据，按照摄入量多少排序。发现其中摄取膳食纤维最多的前 20% 该人群，每天膳食纤维摄入量平均约 34 克；而摄取最少的后 20% 这人群，每天摄入量只有 13 克左右。结果是：摄取膳食纤维最多的人群罹患直肠癌的几率比最少的人群低 42%。

对于膳食纤维降低肠癌发病率的机制，有学者认为：膳食纤维有增加排便量、稀释致癌物质、黏附二级胆酸、吸附肠腔内潜在致癌物质并带出肠道、降低粪便 pH 值、改善结肠内的菌群结构等功效。这些都降低了肠癌发病的可能性。进一步研究还显示：纤维食物在肠道内的发酵和结肠内细菌利用淀粉产生的短链脂肪酸（醋酸盐、丁酸盐、丙酸盐）等，也都有防癌抗癌的作用。

然而，在现代人的饮食结构中，高脂肪、高蛋白食物所占的比例越来越大，而膳食纤维的摄入量却日渐减少。在缺乏膳食纤维的情况下，这些致癌物质会长时间地停留在结肠黏膜上，从而可诱发结肠癌。所以我们需要注重补充膳食纤维，富含膳食纤维的食物：黑木耳、银耳、昆布、海裙带菜、金钱菇、奇亚籽、杂粮（十谷米、三色藜麦、糙米、糙薏仁米、黑小米、绿小米、黑米等）、啤酒酵母、火麻等。

只有膳食纤维还不够，我们的肠道健康还有一个重要的元素——"益生菌"。顾名思义，益生菌就是对我们身体有益的微生物。我们的肠道微生态含有有害菌和有益菌，当肠道内有害菌多于有益菌时，就会导致肠道微生态失衡；而益生菌可以去战胜肠道的坏菌，维持健康的肠道微生态环境，缓解便秘、腹泻，预防大肠癌，增强免疫力。补充好的益生菌可以抑制有害菌的繁殖，改善肠道环境，缓解便秘，预防大肠癌。

## 补充植物化学元素

植物化学元素是一种只有蔬果植物才有的植物化学成分，又被称为植物生化素，简称植化素。目前已知的植物化学物约有 6 ～ 10 万种，广泛存在于各种蔬果、菌菇、藻类中，它有什么作用呢？如保护植物不受杂草、昆虫及微生物侵害，作为植物生长调节剂或形成植物色素，维系植物与其生长环境之间的相互作用等。它对人体有什么好处？它能够对人体健康产生影响，对于防癌抗癌也有很好的功效。我们常见的植化素例如类胡萝卜素、多酚、异黄酮素、花青素、辣椒红素、大蒜素等都是抗癌的好手。

　　对于植物化学元素预防和治疗癌症，不仅是一种信念，更是一种确实可行的方法，现在医学界已经达成共识：以五色蔬果为基础的饮食方案，可以摄取全面的植物生化素，为预防癌症起到关键作用。例如蔓越莓在欧洲被称为"天然的消炎药"，具有抗泌尿道炎症和妇科炎症的作用，其中含有丰富的生物类黄酮；蓝莓在日本被称为"视力果"，其中含有丰富的花青素，经常用眼睛可以多吃蓝莓来缓解眼疲劳；再例如我们经常吃的咖喱，其主要原料就是姜黄，姜黄中含有大量的姜黄素，不但能产生味道和香气，也能对抗病毒，进入人体后能防止细胞受损，降低胆固醇，清除自由基，抑制癌细胞的增生；甜菜根的横切面有美丽的紫色纹环，就是因为甜菜红素和 β - 花青苷的存在，是很好的抗癌、抗氧化剂，可以抑制癌细胞的生成，提高人体的免疫力；胡萝卜中含有的木樨草素是一种类黄酮植物化学物质，能抗炎、抗氧化甚至抗癌。此外，胡萝卜中含有大量的类胡萝卜素，在人体内转换成维生素 A，这对提升免疫功能是十分重要的。而且其中的维生素 A 还能维护健康的细胞，激活致癌物质代谢酶，具有很好的抗癌作用。胡萝卜中还含有较高的 α - 胡萝卜素，α - 胡萝卜素能抑制的肿瘤细胞比 β - 胡萝卜素的10倍还多。

　　根据居民膳食指南，成年人每人每天需要摄取蔬菜300～500克（深色蔬菜要占一半）、水果200～350克，还要适当吃一些菌菇类。根据调查，我国大部分人都没有达标，而且差得很远。有些小伙伴可能会发愁这么多蔬果怎么样才能摄入达标？工作忙经常外食没有时间或者条件去摄入这么多蔬果怎么办？其实想要蔬果摄入量达标，可以通过制作绿拿铁或精力汤来实现，简单几步就可以获取全食物全营养，低温的制作方式也能保留营养素不受损失。

## 补充硒元素

　　作为人体必需的微量元素，硒元素是维持心脏功能的重要元素，可以让细胞活力倍增，有抗氧化、抑制癌细胞和肿瘤生长的作用。

硒对快速产生"抗肿瘤新生血管生成抑制因子"有促进作用，从而抑制"肿瘤新生血管网"的形成与发展，切断肿瘤细胞的营养供应渠道，使肿瘤细胞逐渐枯萎、消亡；血液样本中硒的含量高时（指从饮食或是补充品摄取），能降低 31% 的罹患各类型癌症风险（以膀胱癌、前列腺癌、胃癌、肺癌、肠癌较为明显）及 40% 与癌症相关的死亡率；人类乳突病毒 HPV 是宫颈癌发病的首要风险因子，约有 70% 的案例与 HPV16 及 HPV18 型病毒相关，宫颈癌患者血液中的硒浓度明显较低，而较高的硒水平对于子宫颈癌有保护效果。

　　硒可以提升机体免疫功能，破坏氧自由基，保护细胞膜免受氧自由基侵害，保护细胞核和基因成分的完整性，阻断致癌物在人体的代谢或活化过程，抑制肿瘤细胞的繁殖。硒还能通过调整细胞分裂、分化癌基因表达，让癌细胞行为向正常方向转化。此外，硒还可以促进正常细胞增殖、再生机能，进而防癌抗癌。

　　成年人每天锌的需要量是 50 微克。对癌症患者来说，放化疗虽然是治病的唯一选择，但是放化疗的过程中会带给患者极大的痛苦，而硒可以减少化疗药物的毒性。研究表明，化疗前后服用大剂量的硒能清除有害自由基以及减少白细胞降低、恶心、呕吐、食欲下降、严重脱发、肾毒性等副作用。

　　硒含量高的食物有黑麦胚芽、小麦胚芽、富硒腰果、油面筋、魔芋粉、豆腐干、花豆、扁豆、蘑菇（干）、松蘑（干）、桑葚（干）、杏仁、南瓜子、猪肾、牛肾、鸡蛋黄、黄鳝、堤鱼、沙丁鱼、鲅鱼、鲑鱼、海参等。

　　如果食物难以满足人体对硒的足够需要，特别是中老年人、肿瘤患者和免疫力低下的人群，明智的做法就是额外补充优质硒制剂，以满足人体健康需要，从而达到治未病的目的。

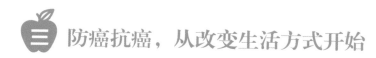

## 防癌抗癌，从改变生活方式开始

### 保持好心情

科学家通过大量临床病例分析和动物实验指出，一个人如果处在良好的精神状态下，其各种神经递质和激素等物质的分泌量正常，机体内的各种生理功能及协调性也会平衡发展，免疫功能会处在较佳的状态。因此，科学家认为这种精神、神经、免疫调节在恶性肿瘤发展变化和自然消退或肿瘤细胞逆转过程中起着重要作用。

事实上，人的心理变化可以通过下丘脑和由下丘脑控制分泌的激素直接影响机体的免疫系统。当一个人受到突发事件的刺激时，这些刺激所发出的信号会被传到下丘脑，然后迅速做出两种反应，即对免疫系统产生影响和调节脑垂体的功能活动。

在人体中，脑垂体是起着指挥作用的重要器官，如果受到不良的刺激，脑垂体对内分泌的平衡调节功能降低，使内分泌紊乱，进而影响人体免疫功能，胸腺、淋巴结等淋巴器官功能低下，血液中淋巴细胞数量下降。人体免疫功能一旦因为心理因素的不良作用而降低时，就会发生胸腺退化、T淋巴细胞的生长成熟受到抑制、巨噬细胞活动能力降低、白细胞活动受干扰、抗体活动能力降低等变化，易引发癌症。

人体是一个奇妙的机体，它拥有很强的自我免疫能力，有很强的抗病能力，而悲观、惊恐、绝望等情绪却能在瞬间将一个人的免疫力彻底摧垮。如果一个癌症患者长期处于消极心理状态，其免疫功能就会受到限制，在不良情绪状态下，通过心理—神经—内分泌—免疫轴的作用，直接促进癌细胞的转移和恶化，导致患者加速死亡。因此，讲究心理卫生，调节好自己的精神情绪对不良的精神刺激采取积极乐观的态度，做到心胸宽阔、团结友爱、乐观向上，才是抗癌良方。

### 预防感染

据统计，传染性病原体导致的癌症死亡在发展中国家占将近 22%，而在工业化国家则占 6%。乙型和内型病毒性肝炎引起肝癌；人乳头瘤病毒感染导致宫颈癌；幽门螺杆菌会增加患胃癌的风险。在某些国家，血吸虫等寄生虫感染增加了患膀胱癌的风险，而在其他些国家，肝吸虫则增加了患胆管癌的风险。

预防措施包括疫苗接种及传染和感染的预防。接种疫苗，可以做到有备无患。部分癌症与某些病毒的关联已经得到证实，针对这些癌症，注射疫苗是有效的预防措施。除已经感染乙肝病毒的人外，每个人都有必要接种乙肝疫苗，特别是可能接触受感染血液或体液的医疗工作者等。此外，26 岁及以下、以前没有注射过人乳头瘤病毒疫苗的青年男女，都可以注射该疫苗，有助于预防宫颈癌和其他生殖器癌症，以及头颈部鳞状细胞癌的发生。

在日常生活时能够想到感染的预防，可以降低癌症的风险。杜绝可能导致癌症的感染，尽量避免输血和使用血液制品，包括注射、输血时千万不能重复使用一次性针头，最大程度降低感染乙肝、丙肝等的风险；使用血液制品时务必要谨慎；保证安全的性生活，限制性伴侣数量，性生活时带上安全套；洁身自好，远离毒品；聚会时尽可能实行"分餐制"。

### 均衡饮食，少吃加工食物

#### 限制摄入高热量密度的食物

大量进食高热量密度的食物，会令你难以控制所吸收到的热量，导致体重增加，如汉堡包、巧克力、薯片、饼干、薯条、炸鸡等。特别是含糖饮料，提供了很高的热量，却难以让人产生饱腹感，并可能刺激人的味觉中枢，诱发食欲。研究证实，超重和肥胖与多种类型的癌症相关，如食管癌、结直肠癌、乳腺癌、子宫内膜癌和肾癌。

### 减少进食红肉

红肉是指牛肉、猪肉、羊肉等。营养学家研究发现，红肉里含有较多雌激素，会增加女性患乳腺癌的风险，红肉消化后产生的食物残渣较少，会使肠蠕动减弱，有害物质在肠道内停留时间更长，增加患直肠癌的风险。国内外医学研究证实，红肉中的某些物质与致结肠癌作用有密切关系。健康的年轻人、活动量比较大的人可适当增加红肉的摄入；但老年人、消化能力差的人则要相应减少；心脏病、高血压等高危人群，更要少吃红肉。

我们提倡每星期应食用少于 500 克（煮熟的重量）的红肉。进食红肉时应选择最瘦的部分，并把可见的脂肪除去。尽量不吃加工肉类，如烟熏、盐腌或添加了防腐剂来保存的肉类。鱼肉、低脂肪家禽和植物性蛋白质（如豆类）都是很好的代替品，科学家研究指出，白肉确有着抗癌作用，每周吃 2 ~ 4 次鱼肉可使患结肠癌风险下降 50%。

### 多吃不同种类的蔬菜水果、全谷物和豆类食物

新鲜的蔬菜、水果不仅能给人体提供营养，还有助于人体抵御大部分肿瘤的侵害。特别是胡萝卜、西红柿、十字花科蔬菜、大蒜、洋葱、土豆、柠檬、葡萄、大豆、浆果类等，都是著名的抗癌蔬菜和水果，其中含有丰富的维生素抗氧化剂、矿物质和抗癌物质。蔬菜还能补充人体所需的多种无机盐和大量纤维素，纤维能促进肠的蠕动，帮助及时排出粪便及大量有毒物质。

有人调查对比了中外不同人种的体质差异，认为中国人的饮食应以植物性食物为主，每餐应有 2/3 是植物性食物，提倡进食全谷物和豆类食物，在家庭收入允许的情况下，每天应进食最少 5 份蔬菜水果。

营养学家对 1 份蔬菜水果的定义是这样的：1 碗未经烹调的蔬菜如生菜；半碗煮熟的蔬菜，如菜心、芥蓝、茄子、胡萝卜；两个小型水果，如李子；1 个中型水果，如橙、苹果；半个大型水果，如香蕉、西柚。180 毫升没有添加糖的鲜果汁；葡萄、龙眼等小水果以 13 颗为 1 份；草莓以 6 颗为 1 份。《中

国居民膳食指南》也指出：各种颜色的蔬菜水果都应吃点，深色的蔬菜水果更好，每天吃的量不能太少，长期坚持最重要。


## 食不过烫

世界卫生组织下属的国际癌症研究机构将超过 65 摄氏度的过烫饮品被列入 2A 类致癌物名单。有充分研究表明，喝过热饮品可能引发食管癌。

食管黏膜脆弱娇嫩，正常耐受温度为 40 ～ 50 摄氏度，一旦超过 65 摄氏度就很容易会被烫伤。在接触超过 65 摄氏度的热食、热饮时，娇嫩的口腔、食管黏膜会有轻度灼伤，灼伤的黏膜表层会及时脱落、更新，基底的细胞会迅速增生、更新、补充，久而久之，增生的细胞速度如异常加快或在不良刺激下发生变异，最终产生不良后果。

另外，由于黏膜在热刺激不断增加的情况下会增厚，增厚的黏膜受热刺激反应会越来越不敏感，加之食管黏膜的神经反射本来就很迟钝，这样会越来越不怕热，越不怕热会越敢吃烫的东西，而吃得越烫，口腔黏膜会越增厚。如此恶性循环，人会不由自主地接受越来越严重的灼伤刺激。这种刺激带来的损伤还有可能引起久治不愈的食管炎，这种食管炎有时伴有间变细胞，有人提示这有可能是癌前病变之一。研究人员发现，食管癌往往合并有食管炎，且食管炎往往比食管癌早 10 年。

热饮热食不但与肿瘤的发生有关，而且对食物的消化吸收也不利。食物太烫，在口腔存在时间偏短，刺激唾液分泌减少，以及唾液与食物混合不充分，不利于饮食的消化吸收。另外，温热刺激能掩盖味觉的充分体验，往往难以细细品味各种食物的美味。出于便捷和保险起见，大家在进食前，最好在把食物放进嘴里前把食物贴在嘴唇上感受一下，觉得不烫了再吃下去。吃火锅时不要捞起食物立马就吃，蘸完味碟再等三五秒。

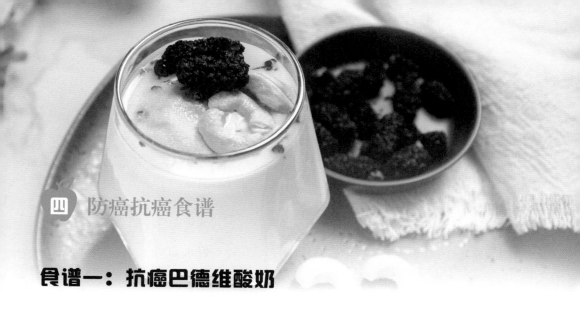

## 四 防癌抗癌食谱

## 食谱一：抗癌巴德维酸奶

食材：
◎ 紫甘蓝芽苗 3g
◎ 桑葚 2 颗
◎ 富硒腰果 5g
◎ 维生素 E 硒粉 3g
◎ 亚麻籽油 15g
◎ 自制无糖酸奶 200ml
◎ 牛初乳 15ml

做法：

1. 紫甘蓝芽苗洗净，沥干备用。
2. 在自制无糖酸奶上依次放上紫甘蓝芽苗、桑葚、腰果，洒上亚麻籽油、牛初乳、维生素 E 硒粉即可。

## 营养小贴士：

| | |
|---|---|
| 维生素 E 硒粉： | 维生素 E 是重要抗氧化剂之一，适量补充可防止因氧化而引起的衰老、组织硬化，减慢其变化的速度，并且它还具有活化免疫系统、预防癌症的功效。硒有明显的抗氧化作用，能抑制过氧化反应，分解过氧化物，清除自由基，修复膜分子的损伤，预防肿瘤的发生。 |
| 牛初乳： | 不仅含有丰富的营养物质，而且含有大量的免疫因子和生长因子，如免疫球蛋白、乳铁蛋白、溶菌酶、类胰岛素生长因子、表皮生长因子等，可补充正在接受化疗的患者体力，增强抵抗力和免疫力，消除疲劳。 |

# 食谱二：双麻米麦豆奶浆

**食材：**

◎黑米 40g　　　　◎鹰嘴豆 60g　　　　◎藏血麦片 10g

◎亚麻籽 10g　　　　◎山核桃油少许　　　◎好水 200ml

**做法：**

1. 鹰嘴豆洗净，事先浸泡 12 小时备用；黑米洗净，事先浸泡 4 小时备用。
2. 鹰嘴豆和黑米放入锅中蒸熟。
3. 将除了核桃油外的所有食材都放入破壁机中，打 2 分钟即可。
4. 加入核桃油，搅拌均匀即可。

🍄 **营养小贴士：**

鹰嘴豆：　鹰嘴豆高纤低钠，有稳定血压的功能，且含丰富钾离子，有助于心血管健康。鹰嘴豆所含的抗性淀粉可帮助调节肠道细胞的免疫反应，降低大肠癌风险。发芽的鹰嘴豆所含的异黄酮，能促使人类乳癌细胞凋亡，对于抑制乳癌细胞增生有一定效果。

山核桃油：核桃油中富含的亚油酸和亚麻酸能有效防止血栓形成，保护心脑血管健康，减轻细胞氧化损伤，延缓衰老，还有增强免疫力和抗癌的作用。

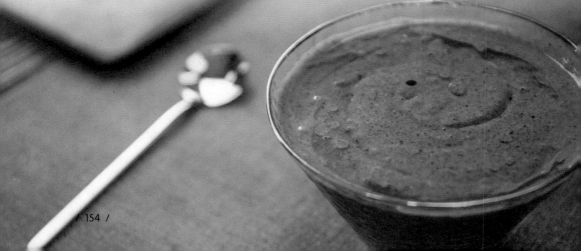

# 食谱三：自发豆芽裙带菜味增汤

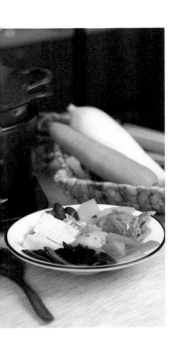

**食材 A：**

◎冬牛蒡 1/3 条，细薄片状　　◎芋头三颗

◎红萝卜一条　　　　　　　　◎莴苣 1/2 片

◎长葱一根　　　　　　　　　◎白萝卜五厘米

◎香菇 5 个

**其他食材：**

◎牛肉 150g　　　　　　　　　◎豆腐 200g

◎海裙带菜 50g　　　　　　　◎自发黄豆芽 100g

◎水 600 毫升　　　　　　　　◎味增 50 到 100g

**做法：**

1. 在锅里放入材料 A 后，将牛肉片排列于上方，接着盖上锅盖，以小火加热 20 分钟。

2. 将芋头煮熟后放入豆腐、海裙带菜、豆芽与水，再次盖上锅盖后，以小火加热十分钟。

3. 溶入味噌后就完成了。

## 🍄 营养小贴士：

味噌：　味噌中富含优质植物蛋白和维生素 $B_{12}$，并含有促进人体睡眠荷尔蒙褪黑激素分泌的氨基酸，常喝味噌汤有助于快速入眠。

豆芽：　豆芽在发芽过程中，原本的蛋白质、脂肪与淀粉等矿物质，经由"酵素作用"，转变为氨基酸、脂肪酸、糖类等可溶性物质，同时富含酵素与植化素，营养价值高。

# 食谱四：南瓜牛蒡番茄浓汤

食材：

◎ 南瓜 200g　　　　◎ 番茄 150g　　　　◎ 洋葱 50g

◎ 牛蒡 30g　　　　◎ 八宝综合生坚果 30g　　◎ 营养酵母 20g

◎ 黑胡椒粒少许　　◎ 玫瑰岩盐少许　　　◎ 南瓜籽油少许

做法：

1. 南瓜洗净，保留皮、籽，切块备用；牛蒡洗净，保留外皮，切段备用；番茄、洋葱洗净，切块备用。

2. 南瓜与牛蒡蒸熟备用。

3. 将南瓜、番茄、洋葱、牛蒡放入破壁机，注入适量好水，高速打 90 秒，做成浓浆。

4. 将浓浆倒入锅中加热至沸腾，下黑胡椒粒、岩盐、南瓜籽油，搅拌均匀，最后洒上营养酵母即可。

🍄 **营养小贴士：**

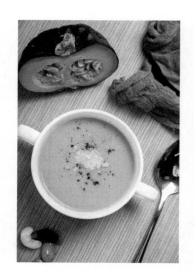

牛蒡：　牛蒡是蔬菜中营养价值非常完整的食材，多种多酚类植化素能提升肝脏的代谢能力与解毒功能，促进血糖、血脂代谢，是"三高"病人的好食物。

牛蒡中的膳食纤维很丰富，能滋养我们的肠道里的好菌。所含的木质素，可以提高巨噬细胞的活力，吞噬癌细胞，起到防癌抗癌的效果。

南瓜：　南瓜皮中含有大量具有抗氧化作用的 β - 胡萝卜素，它可以在体内转换成维生素 A，保持皮肤和黏膜健康正常的同时，还能发挥抗氧化作用，延缓肌肤衰老，预防癌症。

# 食谱五：活力抗癌豆酸奶

食材：

◎无糖黑豆奶 200ml　　　　◎酸奶发酵菌 3g　　　　◎火麻油 15ml

做法：

1. 将黑豆奶和发酵菌放入酸奶发酵锅中，发酵 8 个小时，制作出无糖酸奶。
2. 取出无糖酸奶，倒入火麻油，搅拌均匀即可。

## 🍄 营养小贴士：

| | |
|---|---|
| 黑豆奶： | 黑豆奶中的大豆异黄酮是一种植物性雌激素，不仅能双向调节人体激素，还能有效抑制乳腺癌、前列腺癌和结肠癌。<br>将黑豆奶制作成酸奶，营养价值更高，黑豆酸奶中的大豆皂苷能清除体内自由基，具有抗氧化的作用。它还能抑制肿瘤细胞的生长，增强人体免疫机能。 |
| 火麻油： | 火麻仁含有丰富的蛋白质、不饱和脂肪酸，还有卵磷脂、亚麻酸、维生素及钙、铁矿物等人体必需的微量元素，具有延缓动脉硬化、预防心脑血管疾病、防癌等功效。 |

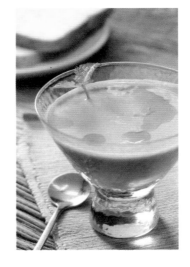

# 食谱六：海茸菌菇汤

食材：

◎西红柿 1 个　　　　◎海茸 10g　　　　◎干灰树花 5g

◎干绣球菌 5g　　　　◎亚麻籽油 5g　　　◎岩盐适量

做法：

1. 西红柿洗净，切块备用；海茸、干灰树花和干绣球菌洗净，泡发备用。

2. 将灰树花和绣球菌用手撕成片，备用。

3. 把西红柿、海茸、灰树花和绣球菌全部放入砂锅中，大火烧开，小火炖 1 小时。

4. 洒上岩盐和亚麻籽油，搅拌均匀即可。

## 营养小贴士：

| | |
|---|---|
| 海茸： | 这是一种来自海洋的天然藻类植物，含有褐藻糖胶、岩藻黄质、海藻胶原蛋白、藻多酚等多种营养成分，可增强人体免疫细胞的活性，强化对癌细胞的攻击力，帮助防止癌细胞转移。 |
| 灰树花： | 科学家从灰树花中发现一种可以高效抗癌的物质灰树花多糖，它能通过激活机体免疫系统来及时防止正常细胞癌变，并抑制肿瘤细胞的生长和转移。 |
| 绣球菌： | 含有丰富的生物活性成分 β－葡聚糖，具有帮助提高人体免疫力，帮助预防肿瘤复发和转移，恢复肿瘤患者术后体力，降低肿瘤高危人群肿瘤发病风险的作用。 |

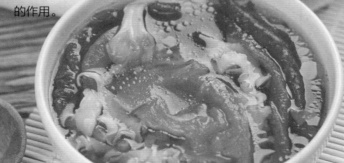

# 食谱七：无水咖喱

食材：

◎ 鸡腿肉 300g　　　◎ 洋葱半颗　　　◎ 成熟西红柿 3 大颗

◎ 芹菜 1 根　　　　　◎ 胡萝卜 1 条　　◎ 月桂叶 1 片

◎ 儿童咖喱 3 块

做法：

1. 在锅中依次放入切块的西红柿，切丝后的洋葱、芹菜、胡萝卜、鸡腿肉、月桂叶，盖上锅盖后，以小火加热 60 分钟。

2. 关闭火源后，放入咖喱块，使咖喱块，直到汤汁开始变稠，接着再盖上锅盖约十分钟，让余热把咖喱入味后便完成。

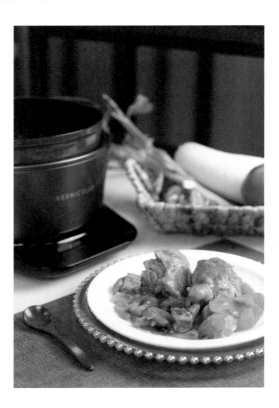

🍄 **营养小贴士：**

1. 完全不使用水或油，仅以食材本身所含有的水分来制作的无水咖喱，充满了蔬菜本身的甘甜味。

2. 重点在于锅内需放入较多水分的蔬菜，以及利用小火加热，若原料中有不喜欢的食材，可以同样分量的洋葱替代。

3. 咖喱的主要原料是姜黄，含有大量的姜黄素，不但能产生味道和香气，也能对抗病毒，进入人体后能防止细胞受损、降低胆固醇、清除自由基、抑制癌细胞的增生。

**图书在版编目（CIP）数据**

把身体调养成你想要的样子 / 锦绣段文化 著 . —北京：东方出版社，2021.2
ISBN 978-7-5207-1956-8

Ⅰ . ①把… Ⅱ . ①锦… Ⅲ . ①饮食营养学 Ⅳ . ① R155.1

中国版本图书馆 CIP 数据核字（2021）第 023064 号

**把身体调养成你想要的样子**
（ BA SHENTI TIAOYANGCHENG NI XIANGYAO DE YANGZI ）

作　　者：锦绣段文化
策 划 人：刘雯娜
责任编辑：张洪雪　郝　苗　王娟娟
出　　版：东方出版社
发　　行：人民东方出版传媒有限公司
地　　址：北京市西城区北三环中路 6 号
邮　　编：100120
印　　刷：鸿博昊天科技有限公司
版　　次：2021 年 2 月第 1 版
印　　次：2021 年 5 月第 2 次印刷
开　　本：710 毫米 ×1000 毫米　1/16
印　　张：10
字　　数：130 千字
书　　号：ISBN 978-7-5207-1956-8
定　　价：59.00 元
发行电话：（010）85800864　13311271197